O Mundo por Trás do Mundo

TAMBÉM DE ERIK HOEL

The Revelations

O Mundo por Trás do Mundo

CONSCIÊNCIA, LIVRE-ARBÍTRIO E OS LIMITES DA CIÊNCIA

Erik Hoel

Neurocientista especialista em filosofia da cognição

ALTA BOOKS
GRUPO EDITORIAL
Rio de Janeiro, 2024

O Mundo por Trás do Mundo

ISBN: 978-85-508-2335-5

Alta Cult é uma Editora do Grupo Editorial Alta Books.

Translated from original The World Behind the World © 2023 by Avid Reader Press. ISBN 978-1-9821-5938-2. This translation is published and sold by Erik Hoel, the owner of all rights to publish and sell the same. PORTUGUESE language edition published by Starlin Alta Editora e Consultoria Eireli, Copyright © 2024 by STARLIN ALTA EDITORA E CONSULTORIA LTDA.

Impresso no Brasil — 1ª Edição, 2024 — Edição revisada conforme o Acordo Ortográfico da Língua Portuguesa de 2009.

Dados Internacionais de Catalogação na Publicação (CIP)
(Câmara Brasileira do Livro, SP, Brasil)

Hoel, Erick
O mundo por trás do mundo / Erick Hoel. -- Rio de Janeiro : Alta Books, 2024.

ISBN 978-85-508-2335-5

1. Consciência 2. Livre arbítrio 3. Psicologia I. Título.

24-195345 CDD-153

Índices para catálogo sistemático:

1. Consciência : Processos mentais : Psicologia 153

Eliane de Freitas Leite - Bibliotecária - CRB 8/8415

Grupo Editorial Alta Books

Produção Editorial: Grupo Editorial Alta Books
Diretor Editorial: Anderson Vieira
Editor da Obra: Gorki Starlin
Vendas Governamentais: Cristiane Mutüs
Gerência Comercial: Claudio Lima

Produtor Editorial: Thiê Alves
Tradução: Flavio Luz
Copidesque: Edite Siegert
Revisão: Maria Rodrigues
Diagramação: Rita Motta

ALTA BOOKS
GRUPO EDITORIAL

Rua Viúva Cláudio, 291 — Bairro Industrial do Jacaré
CEP: 20.970-031 — Rio de Janeiro (RJ)
Tels.: (21) 3278-8069 / 3278-8419
www.altabooks.com.br — altabooks@altabooks.com.br
Ouvidoria: ouvidoria@altabooks.com.br

Editora **afiliada à:**

ASSOCIADO

A Roman Hoel,

que ele e sua geração possam ir além

do que eu e a minha conseguimos.

Sumário

CAPÍTULO 1

As Duas Perspectivas da Humanidade sobre o Mundo

Somos todos dualistas. É inevitável. Seja culturalmente ou na vida pessoal, as mentes humanas são consideradas qualitativamente diferentes de máquinas. Os carros enguiçam devido a claras questões mecânicas, mas quando isso ocorre com as mentes humanas, envolve complicadas explicações psicológicas — invisíveis forças de maré que não conseguimos demarcar ou visualizar facilmente. Sabemos que cada um vive dentro do seu próprio fluxo de consciência solipsista* e cheio de pensamentos, sentimentos e experiências internos. É só nos momentos de êxtase ou de atividade física intensa que mente e corpo parecem inseparáveis — fora isso, há distância máxima entre eles. Todos sabem como é lavar louça e pensar em uma situação constrangedora no ensino médio da qual ninguém mais se lembra. Devido a esse constante e turbulento fluxo interno, pode-se ser generoso com um estranho em uma ocasião e, em outra, um demônio egoísta, tudo inadvertidamente. As emoções nos açoitam e atormentam, e às vezes gritamos com quem amamos, ou entramos em pânico no pior momento, ou somos subjugados por ideias tolas que trazem graves consequências.

---

* O solipsismo é uma doutrina filosófica que acredita que, além do ser, só existem suas experiências. [N. do T.]

Embora a riqueza da nossa consciência exceda a nossa habilidade de expressar como é ser quem somos, temos uma linguagem da consciência que nos permite falar com fluência sobre a mente. É comum fazermos menção a pensamentos, sentimentos, memórias, inclinações, emoções, sensações, percepções, confusões, ilusões — que além de componentes básicos da vida cotidiana e elementos singulares dos fluxos de consciência, são também o material de onde provém a arte dos maiores artistas e escritores. O ser humano moderno é fluente nesses conceitos e os emprega de modo eficaz para falar sobre amigos, família, inimigos e até sobre si mesmo.

Essa linguagem mental se baseia na *perspectiva intrínseca*. É a forma de expressão que adotamos ao discutirmos aquilo que ocorre exclusivamente nos domínios da mente. É uma maneira de retratar, representar, entender e até mesmo de manipular a atividade mental. É na literatura que a perspectiva intrínseca atinge seu ápice. Quando James Joyce apresenta Leopold Bloom, o protagonista de *Ulisses*, ele escreve:

> Leopold Bloom comia com deleite os órgãos de quadrúpedes e aves. Apreciava sopa grossa de miúdos, moela com nozes, coração recheado assado, fígado frito com casca de pão, ovas fritas de galinha. Seus favoritos eram os rins grelhados de carneiro, que deixavam em seu palato o refinado sabor de urina levemente perfumada.

É fácil visualizar as ações externas ali, com Bloom devorando um verdadeiro zoológico no prato. Já temos uma noção do homem, que tem ares de glutão. Mas como imaginar o aspecto intrínseco da descrição que Joyce faz de Bloom? E o "refinado sabor" dos rins de carneiro? Onde é possível distinguir seu surgimento? Na língua do personagem? Não há nada imaginável que esteja relacionado a isso, nenhuma ação complementar, nenhuma observação verbal feita por Bloom. E mesmo assim, conseguimos imaginar o *gosto* do carneiro, e até mesmo como é ser Bloom — além disso, compreendemos como alguém é capaz de saborear algo que beira o repugnante e até se entusiasmar. Sabe-se que, no que diz respeito ao prazer, às vezes as sensações mais engenhosas sãs aquelas que causam certa provocação ou discrepância ao invés de mera doçura sentimental. A perspectiva intrínseca envolve a compreensão de tais sutilezas da mente, e a habilidade de imaginar como é vivenciar algo é desenvolvida ao longo de toda uma vida.

Esporadicamente usamos a perspectiva intrínseca quando não deveríamos. Quem quer que já tenha falado com um carro por ele fazer um barulho esquisito pode ser acusado disso. "Por quê?", pergunta-se ao veículo, com insistência e negociando, tudo em vão. O mecânico, por sua vez, simplesmente encontra a peça danificada. Assim, é óbvio que a perspectiva intrínseca não pode ser utilizada eficazmente com nada além dos seres humanos e de nossos compatriotas animais mais próximos.

Em vez disso, ao olhar para a natureza, a humanidade achou imensamente útil e instrutivo se posicionar no polo oposto da perspectiva intrínseca: a *perspectiva extrínseca*. Adotar essa perspectiva em relação ao mundo significa vê-lo como sendo composto de maquinário, mecanismos, relações formais, extensão, corpos, elementos e interações. Um processo complexo até chegarmos aos átomos. A perspectiva extrínseca entra em cena sempre que usamos uma ferramenta, percorremos o mundo ou tentamos compreender o funcionamento causal de algum sistema, da mais complexa economia à mais simples série de canos. É na ciência que a perspectiva extrínseca atinge seu ápice. Lucrécio, em seu poema "Sobre a Natureza das Coisas", publicado no século I a.C., talvez tenha feito o relato histórico mais visionário da perspectiva extrínseca, que mais tarde se tornaria tão primordial para a ciência:

> Toda a natureza, então, sendo autossustentável, consiste em duas coisas: os corpos e o vácuo em que se acham colocados e em que se movem em diferentes direções.

É claro que a perspectiva extrínseca evoluiu desde a época de Lucrécio — agora é comum falarmos em colapsos de forma de onda, movimento cinético, berçários estelares, membranas mucosas, pressão hidráulica, temperaturas de fusão e resistência à tração. Essa perspectiva progrediu para um viés penetrante e telescópico do mundo, e não só o exterior. Assim, também falamos sobre as nossas próprias células, genes e proteínas internos. Usamos os medicamentos fornecidos pela mecânica de nossos corpos. Ingerimos as pílulas, as quais em geral são eficazes, o que nos deixa com a impressão de haver um projeto de engenharia para nós, igual ao de um carro, porém mais complicado e obscuro.

Mas tais perspectivas não são, insisto, naturais para os humanos — não no atual grau de maturidade delas. Diferente disso, as perspectivas intrínseca e extrínseca maduras tiveram de ser construídas, às vezes a duras penas, durante milênios. Foram necessárias duas descobertas, a da literatura e a da ciência, para que as perspectivas amadurecessem plenamente. Ao invés disso, no início a humanidade tinha apenas uma noção vaga do universo, que consistia no que quer que fosse útil aos caçadores-coletores. Era a perspectiva ingênua dos primatas, a quem só importava usar ferramentas em benefício próprio e manipular as hierarquias sociais. Portanto, é um marco civilizatório poder ver o universo extrinsecamente, "do lado de fora", e também o é poder ver o universo intrinsecamente, "do lado de dentro". As duas perspectivas possibilitaram os nossos maiores triunfos, como a habilidade de observar galáxias a anos-luz de distância e a elegância e beleza das histórias que contamos. Ainda que não sejam maravilhas tecnológicas que possamos fotografar, as perspectivas aqui abordadas são maravilhas *conceituais*, e para a sua criação trabalhou-se intelectualmente tanto quanto nas nossas maiores instituições e construções. Em termos de fecundidade, elas são as Maravilhas do Mundo no campo cognitivo.

A história das duas perspectivas e seu entrelaçamento com a tentativa de uma ciência da consciência são o assunto deste livro. Afinal, é na moderna ciência da consciência que ambas atingem um ponto crítico.[1–3] Certamente, contar a sua história em um só livro (e ainda fazer justiça à intensa relação contemporânea delas no âmbito da ciência da consciência) é uma tarefa assumidamente impossível. Talvez haja uma boa razão para eu nunca ter visto essa história esboçada da forma completa que tento fazer, o que me faz admitir, de antemão, que haverá simplificações, quiçá erros, descuidos e omissões necessários. Para facilitar a tarefa em termos de fontes históricas, focarei abertamente o que às vezes é chamado de "Ocidente" — com a parcialidade e as limitações de escopo que isso implica. Mas tal foco revela um arco traçado claramente, que começa com a pouca perspectiva intrínseca no Egito Antigo, para então mostrar seu desenvolvimento na civilização grega, seu florescimento no período romano, seguido pelo declínio na Idade das Trevas, já que a literatura da época reflete pouco sobre a interioridade. Isso dura até quando os humanos começam a fazer um esforço consciente para superar a sabedoria antiga, resultando no retorno da perspectiva intrínseca, que alcança seu zênite no Iluminismo com o desenvolvimento da literatura e do romance.

Curiosamente, a perspectiva extrínseca traça um arco parecido. A ciência começa totalmente fora da curva, e bem cedo na história da humanidade a natureza está cheia de mentes, propósitos, teleologia e deuses. Essa confusa mistura das duas perspectivas perdura até mesmo no ápice da atividade intelectual romana. A pouca compreensão extrínseca do mundo decai na Idade das Trevas após a queda de Roma, antecedendo uma ressurreição dessa perspectiva no Iluminismo.

Somente o cientista Galileo Galilei pôde entender a importância de separar o intrínseco do extrínseco, possibilitando que a perspectiva extrínseca assumisse um formato definitivo por si só na ciência. Mesmo assim, e apesar de todo o progresso que houve desde então, fica cada vez mais claro que a ciência não pode ignorar a perspectiva intrínseca. A neurociência e a psicologia esbarram em paredes invisíveis, e nossa compreensão do cérebro permanece parcial, na melhor das hipóteses. Cabe à nossa geração juntar novamente as duas perspectivas em uma ciência da consciência.

Quem sou eu para escrever um livro tão abrangente que envolve não apenas história, mas também literatura, neurociência, filosofia e matemática? É impossível em termos de escopo. Mas se não eu, quem?

Afinal, passei anos me fiando em ambas as perspectivas e sinto, em termos pessoais, a tensão na relação paradoxal entre elas. Cresci na livraria de minha mãe e, mais tarde, tornei-me um romancista. Além disso, sou um cientista qualificado, e na faculdade de neurociência trabalhei com uma pequena equipe cujo objetivo era progredir na principal teoria científica da consciência. Portanto, vivo há décadas na zona híbrida epistemológica onde as perspectivas intrínseca e extrínseca se encontram. O que vi quase me cegou com sua beleza e seu paradoxo.

Este livro é uma expressão do que aprendi vivendo na zona híbrida. Os capítulos iniciais, cujas fontes vão do Egito Antigo aos salões iluministas, cobrem a história das duas perspectivas e como a humanidade as lapidou até se tornarem o que são hoje. Saltando para o presente, o livro discute os problemas e perigos que a neurociência enfrenta, que derivam da sua obstinação em ignorar a perspectiva intrínseca, equívoco esse que leva a uma crise científica e a uma estagnação que ameaça a própria neurociência. Os demais capítulos explicam o crescimento da pesquisa da consciência, que tenta reconciliar as duas perspectivas. Isso nos conduz às questões prévias acerca da possibilidade de as duas perspectivas poderem de fato ser reconciliadas, ou se a ciência permanecerá necessariamente incompleta, como Kurt Gödel* mostrou sobre a matemática. Com base na minha própria pesquisa sobre neurociência, causalidade e teoria da informação, o livro termina mostrando como o nosso crescente conhecimento da perspectiva extrínseca revelou uma definição científica de "surgimento" — e portanto de livre-arbítrio — mudando a própria concepção que temos de nós mesmos.

Mas como todos os livros, este também começa com outro livro.

* Matemático e filósofo austríaco do século XX que ficou conhecido pelos teoremas de incompletude. [N. do T.]

CAPÍTULO 2

O Desenvolvimento da Perspectiva Intrínseca

Em 1976, Julian Jaynes, outro pesquisador interessado na consciência, que na época lecionava em Princeton, publicou o que viria a se tornar um clássico cult. O livro era *A Origem da Consciência na Quebra da Mente Bicameral*. Até hoje vende bem, e quando jovem, eu o li e achei fascinante. Na obra, Jaynes propõe uma teoria radical: a de que antes de cerca de 1200 a.C., a humanidade era um conjunto de "autômatos que não sabia o que fazia", sem consciência alguma. Além disso, ele propôs que a própria consciência surgiu com o aumento da comunicação entre os dois hemisférios do cérebro e que, antes da integração plena entre eles, a consciência inicial havia tomado a forma basicamente de alucinações auditivas, que eram geralmente interpretadas como sendo os mandamentos dos deuses.

É uma teoria absurda. A única evidência era uma cuidadosa análise textual, em especial da *Ilíada*, poema épico de Homero que fez Jaynes observar que os antigos gregos normalmente usavam os deuses como pretexto para discutirem sua própria consciência, como quando debatiam dilemas morais ou decidiam como agir. Jaynes escreve:

> Em geral, não há consciência na *Ilíada*... Portanto, ali não há palavras para consciência ou para ações mentais. As palavras na *Ilíada*,

> que mais tarde passaram a denotar coisas mentais, têm sentidos diferentes e concretos. A palavra *psique*, que depois passou a significar alma ou mente consciente, refere-se amiúde a substâncias vitais, como sangue ou respiração; a psique de um guerreiro agonizante sangra pelo solo ou é exalada no último suspiro... Algo ímpar. Sem consciência subjetiva, mente, alma ou vontade nos homens da *Ilíada*, o que molda o comportamento deles, então?[1]

É uma reflexão perspicaz acerca da escassez de descrições da vida mental das pessoas na literatura antiga. No entanto, desde a publicação de *A Origem da Consciência,* seus detratores vêm salientando sistematicamente dois fatos.

O primeiro é que, além da análise textual, o livro não fornece nenhuma evidência concreta da ausência de discernimento antes da era homérica, o que torna a hipótese de a consciência ter surgido já formada nessa época, assim como Atena surgiu da cabeça de Zeus, provavelmente falsa, ainda mais levando-se em conta tudo o que sabemos sobre a biologia do cérebro e a evolução. Embora tenham ocorrido algumas mudanças no genoma humano durante os últimos milhares de anos, elas estavam relacionadas à pigmentação, ao consumo alimentar e à medição do corpo.[2] Sendo assim, a ideia de que a consciência apareceu do nada em algum momento da história documentada é uma afirmação fantasiosa demais para ser validada por uma evidência tão inconsistente.

O segundo fato que tem sido reiteradamente expresso é que existe uma interpretação bem mais sensata da evidência textual que Jaynes apresenta, que é a de que foi o nosso *entendimento* da consciência que evoluiu desde as épocas passadas. A consciência não estava ausente na Grécia Antiga, mas sim, isso em termos mais amplos, foi esse o período histórico em que uma compreensão mais detalhada da consciência começou a se desenvolver e a ser registrada textualmente. Aqui o filósofo Ned Block escreve uma resenha de *A Origem da Consciência* no *Boston Globe* em 1977, logo após a publicação do livro:

> Mesmo admitindo que Jaynes esteja certo acerca da literatura bicameral, há uma explicação melhor para esses "dados"... É bem mais

> plausível supor que aquelas pessoas tinham processos mentais básicos e percepções parecidos com os nossos, embora tivessem uma teoria bizarra sobre esses processos. De fato, no decorrer do livro Jaynes confunde a natureza dos processos mentais das pessoas com a das teorias que elas têm sobre eles.[3]

A contrapartida que a teoria de Jaynes aplica às descrições de estados mentais (ao invés da existência deles por si) é destacada até hoje, tanto nas produções acadêmicas que se seguiram quanto em resenhas.[4–6] A versão mais amena da hipótese de Jaynes, com a vantagem de ser menos radical, é de fato mais interessante do que a versão mais densa, cujos cortes foram, afinal, o motivo de jamais ter obtido ampla aceitação científica, sendo considerada excentricidade ou brincadeira por quem estudava a consciência cientificamente, mesmo com a elegância da escrita de Jaynes e com a impressionante gama de evidência textual presente na obra. De vez em quando, os críticos se referiam ao que Jaynes chamava de "consciência" como "teoria da mente" — e apesar de tal denominação ser certamente apropriada, na ciência, a "teoria da mente" é tradicionalmente sinônima de antever o comportamento com base na interpretação do conhecimento mental, como quando sabemos que alguém se portará de certa maneira por saber ou crer em algo.[7] Embora a teoria da mente certamente tenha se desenvolvido com o passar do tempo — como veremos, até os povos antigos tinham uma —, um exame da literatura antiga mostra que não havia nenhuma "cegueira mental" nela — na verdade, apenas dava-se pouca atenção à interioridade. Endossando isso, muitos estudiosos concordaram que há uma quantidade surpreendentemente baixa de descrições da vida mental na literatura antiga, e que isso é algo que muda com o tempo[8] — constatação que precede o livro de Jaynes.[9] Parece que no início os humanos sabiam muito sobre a teoria da mente, mas sem uma perspectiva intrínseca bem desenvolvida, e então aos poucos aprenderam melhor como representar, explorar e compreender a interioridade própria e a dos outros, quer se relacionasse ou não com o comportamento. O mesmo também se aplica ao complemento polar da perspectiva intrínseca, a perspectiva extrínseca, que o filósofo Thomas Nagel denominou de "visão a partir de lugar nenhum"[10] — e ao que agora chamamos de ciência.

Então, voltemos ao início. Diminuamos o zoom para que toda a história seja um mero panorama cujas figuras são iguais a brinquedos vistos de uma grande altura, as nações como simples linhas em movimento em um mapa, os séculos tais quais reles parágrafos, e veremos que o desenvolvimento das civilizações é a história de humanos potencializando sua compreensão básica do mundo em duas direções opostas. De fato, é passível de discussão que aquilo que chamamos de "civilização" seja apenas uma sociedade que possui versões plenamente desenvolvidas das duas perspectivas e alterna entre elas como lhe aprouver, de forma sutil e com uma lassidão quase aristocrática. Mas não foi sempre assim. Somos agraciados com um dom de cuja essência nos esquecemos.

Egito Antigo

É difícil enfatizar o quanto os habitantes do Egito Antigo eram mais evoluídos do que nós somos. A própria Cleópatra estava mais próxima de nós em termos de tempo do que daqueles que construíram as pirâmides de Gizé. Qualquer um pode sentir essa distância — mesmo ao ver um sarcófago em um museu, reverencia-se a iconografia exótica.

É claro que, em outros aspectos, eles eram iguais a nós. Um lar egípcio típico incluí uma cozinha e um sofá, e havia maridos, esposas e filhos. Havia lojas e negócios, linho fino e cerâmica magníficas, escolas e até um serviço postal. Quanto à maquiagem e ornamentos, que homens e mulheres usavam, de delineadores a pintura corporal, os habitantes do Egito Antigo alcançaram um grau de excelência que não foi superado até hoje. Como nos dias atuais, já existia a queixa acerca da extinção da cultura, de não haver mais nada a ser dito ou criado e de que todos os grandes indivíduos se encontravam no passado.

> Quisera eu possuir palavras desconhecidas, declarações e dizeres em uma nova língua, uma que ainda não tenha perecido, e não

> contenha nada do que já foi dito reiteradamente — nenhuma fala rançosa, já proferida por nossos ancestrais.

São palavras de mais de 4 mil anos atrás, escritas por Khekheperre-Sonbu, um sacerdote.[11] De muitas maneiras, a civilização já estava presente desde o princípio, completamente reconhecível.

Em outros aspectos, os antigos egípcios eram quase infantis. Não havia o conceito de ponto de fuga na arte egípcia; tamanho não indicava proximidade em perspectiva, mas mera importância.[12] Essa superficialidade englobava a concepção da mente humana. Estava-se, de certa forma, ainda dissociando o humano do animal, tanto na arte como nos deuses (que eram metade animal, metade homem). Como Gottfried Richter escreve sobre a Esfinge em *Art and Human Consciousness*:

> Uma cabeça humana luta para escapar do corpo de um animal. Isso era o Egito: ainda bem agachado na posição horizontal do animal e completamente devotado à respiração e aos batimentos cardíacos de implacáveis forças cósmicas que de longe possuíam a parte mais sublime de seu ser.[13]

A conexão com "implacáveis forças cósmicas" indicava que, tal qual Jaynes enfatiza, na escrita egípcia o trabalho mental era geralmente retratado como uma conversa com um deus ou espírito. Consideremos um dos mais importantes clássicos da literatura sapiencial egípcia (um gênero chamado *Sebayt*), "Diálogo entre um homem e seu Ba", que provavelmente foi escrito durante o Império Médio (2040–1782 a.C.). Um "ba" é a noção egípcia de alma/mente, ou ao menos uma parte delas capaz de transitar entre os planos material e espiritual. Assim, o poema é essencialmente sobre um homem falando sozinho a respeito da inevitabilidade e da universalidade da morte. Curiosamente, a mente fala com o homem enquanto ele está desencarnado e é inteiramente outro.

> Mas contemplem! Meu ba quer me enganar, mas não o ouço,
> Enquanto sou impelido a uma morte cuja hora ainda não chegou.
> Ele me lança ao fogo para me atormentar...

Meu ba é leviano ao depreciar a agonia da vida
E me impele para a morte antes da minha hora.
E mesmo assim o Ocidente me será aprazível, pois não há
tristeza lá.
Tal é o curso da vida, e até as árvores devem cair.
Então, devo esmagar minhas ilusões, pois minha aflição é infinita!
O que meu ba me disse:
"Você não é um homem? Ao menos está vivo!
Então, o que ganha ao refletir sobre a sua vida como o dono de uma
sepultura,
alguém que fala sobre a vida na terra a quem está de passagem?
De fato, você perdeu o rumo; não está no controle de si mesmo."[14]

A tendência de associar o intrínseco ao extrínseco, como a um deus que fala, é vista por Julian Jaynes como evidência de que a consciência em si ainda começava a se formar, ou seguia sobretudo desconhecida — e ele cobre a vasta evidência textual disso, da Mesopotâmia Antiga ao Egito. Mas no caminho Jaynes se ampara bastante na ideia de que qualquer evidência de consciência na literatura antiga é resultado de traduções falhas, já que os tradutores involuntariamente importam a nossa própria e acentuada compreensão das perspectivas intrínsecas. Ele chama essas mudanças na tradução de "imposições mentais modernas".

Mas a teoria de Jaynes, ao menos em seu sentido mais estrito, parece se destrinchar de interessantes modos quando o mínimo crédito é dado às traduções da literatura antiga. Assim, apesar da tendência que a antiga escrita egípcia tem de retratar as mentes como extrínsecas, prestando-se mais atenção, nota-se que ela parece ser muito do que chamaríamos de "eu social". Os egípcios entendiam como os outros os viam, especialmente se eram estimados (ou não) aos olhos de um grupo mais numeroso. Pode-se observar isso principalmente nas "autobiografias" egípcias, que já eram ornadas e comuns na VI Dinastia (2345–2181 a.C.), sendo usadas para enaltecer as vidas e os legados egípcios, seus feitos, sua tentativa de obter a imortalidade e a ressurreição em uma próxima vida — em outras palavras, eram epitáfios. As autobiografias continham na maior parte acontecimentos extrínsecos, ações das pessoas, mas ao mesmo tempo destacavam a noção da percepção dos outros. Há a biografia *Stela of the Chief Treasurer and Royal Chamberlain Tjetji* (XI Dinastia, 2070 a.C.), uma das mais renomadas e pertencente ao Museu Britânico (talvez só por seu tamanho). É sobre a vida de Tjetji, tesoureiro de uma linhagem de reis que o estimavam muito. Na estela, Tjetji aparece rodeado por um escrito, no qual se lê:

> Sou rico, sou grandioso; provi-me com os meus próprios bens, que me foram dados pela majestade de meu senhor, devido ao seu grande amor por mim... Ele nunca encontrou falhas em mim, pois minha competência era imensa.[15]

Há patente gratidão pela estima com que seu senhor pensava nele, já que os egípcios eram ávidos por saber o que se pensava de seu comportamento, até mesmo, como demonstrado abaixo, o que os governados pensavam. Como Sheshi, vizir de Teti na VI Dinastia em meados de 2300 a.C., que supervisionava documentos e administrava o gabinete do rei. Esta inscrição foi colocada na porta falsa de seu túmulo (as portas falsas eram frequentemente usadas para autobiografias):

> Vim de minha cidade,
> Desci de minha província,
> Fiz justiça a seu senhor,
> Eu o satisfiz com o que ama.
> Falei com sinceridade, agi corretamente,
> Falei de forma justa, repeti de forma justa,
> Aproveitei o momento certo,
> Para ser bem visto pelas pessoas.
> Decidi entre dois para agradá-las,
> Resgatei o fraco de alguém mais forte do que ele
> Tanto quanto o meu poder me permitiu.
> Dei pão aos famintos, roupas (aos despidos),
> Trouxe os sem barco à terra firme.

Enterrei aquele que não tinha um filho,
Fiz um barco para quem não o possuía.
Respeitei meu pai, agradei minha mãe.
Criei seus filhos.[16]

Há muitos outros exemplos parecidos, como *The Autobiography of Weni* e *The Autobiography of Harkhuf*.[17] Não está claro como essas traduções, que na maioria das vezes são bem simples, poderiam todas ser "imposições mentais modernas".

Mesmo sendo uma mera lista extensa de proezas extrínsecas, tais textos provam que os egípcios antigos não sofriam de "cegueira mental" — nem em relação a si mesmos. É nítido que eles tinham sua teoria da mente e queriam agradar suas mães, fazer justiça a seu senhor e ser bem vistos pelas pessoas. Nada disso surpreende. Afinal, nós primatas evoluímos em um ambiente onde a fofoca e a opinião dos outros, quem era e quem não era popular, tinham grande importância.[18] No entanto, entender que os outros têm mentes e opiniões sobre nós e sobre o eu social não é o mesmo que ter uma perspectiva intrínseca madura. Para os antigos egípcios, as reações dos personagens, mesmo as emocionais, são apáticas e simples, ocorrendo na superfície, próximas do comportamento. É como se não soubessem o quão profundamente as mentes podem ir. O que lhes faltava era uma boa linguagem para as sutilezas da mente e sua estrutura interna, a chamada fenomenologia.

Há um ditado na filosofia da mente que diz que "a consciência fenomenal transborda a consciência de acesso" — termos introduzidos por ninguém menos do que o filósofo cuja resenha original do livro *A Origem da Consciência* destacou que Jaynes associava ter uma mente à habilidade de descrever mentes: Ned Block.[19] O ditado quer dizer que a nossa experiência (a consciência fenomenal, como é ser quem somos) supera em complexidade a nossa habilidade de expressá-la (as partes de nossa consciência que podemos expressar). Usando essa terminologia, vemos que o desenvolvimento da perspectiva intrínseca não é a compreensão de que nós e os outros possuímos uma consciência — os humanos sabem disso desde o início da pré-história. Por isso, eles também controlavam suas próprias ações, sem ser manipulados pelos deuses como Jaynes achava. Mas algo de fato se desenvolveu, e foi a nossa habilidade de ter cada vez mais acesso à consciência fenomenal. Assim, o desenvolvimento da perspectiva intrínseca foi o processo de fazer com que a nossa linguagem e conceitos evoluíssem a ponto de a riqueza da consciência de acesso começar a se aproximar da riqueza da consciência fenomenal, que é a nossa situação hoje. É o que parecia faltar aos antigos egípcios e a outros da época, ao menos se julgarmos por sua literatura — acesso às profundezas de suas próprias consciências.

Na verdade, desde o início há alusões à perspectiva intrínseca na antiga poesia egípcia, embora de forma pouco desenvolvida, bem embrionária. As mais evocativas descrições de mentes no Egito Antigo estão em poemas de amor, alguns escritos por mulheres (ou ao menos da perspectiva de uma mulher). Aqui, por exemplo, está um excerto de um conjunto de canções de amor que se alterna entre um falante masculino e um feminino. É uma técnica literária bem avançada, e é notável que a obra tenha sido escrita mil anos mais perto de nós do que qualquer um dos textos incluídos até agora (Dinastias XIX e XX, 1292–1077 a.C.). O poema, que pertence à série *Beginning of the Songs of Delight*, também é mantido no Museu Britânico. Aqui está uma tradução dele feita há mais de cem anos. Foi o texto que inicialmente me motivou na busca para entender as mentes antigas, já que foi lido no meu casamento:

> E tu és para mim como o jardim
> Onde plantei flores
> E todas as ervas de cheiro doce.
> Desviei um canal para dentro dele,
> Onde tu podes mergulhar a tua mão
> Quando o vento do norte soprar fresco.
> O belo lugar por onde caminharmos,
> Quando a tua mão pousar na minha,
> Com mente generosa e coração alegre
> Porque caminhamos juntos.[20]

É possível ver o intrínseco aqui de algumas maneiras, como na comparação de um indivíduo a um jardim (implicando uma topografia interna), na vividez das experiências sensoriais que a acompanham, e também no prazer advindo do frisson de se mergulhar a mão em água fresca — sem mencionar as partes mais óbvias, como "mente generosa". É impossível ler tal poema e acreditar, assim como Nietzsche, que o amor foi invenção dos trovadores.

Mesmo assim, apesar da evidência óbvia do intrínseco ali, Jaynes provavelmente ergueria a mão em sinal de protesto. Seria essa apenas uma das suas "imposições mentais modernas"? Como ele escreve em *A Origem da Consciência*: "Os tradutores modernos, em nome de uma suposta qualidade literária em seu trabalho, geralmente usam termos modernos e categorias subjetivas que não são fiéis ao original."

Sendo assim, os tradutores, que consideram a perspectiva intrínseca como uma forma inata e até imperceptível de ver o mundo, um sinônimo da própria literatura, acham impossível não ler nos hieróglifos as emoções, estados mentais e a poesia que não estão lá. Para entendermos o argumento de Jaynes, consideremos esta tradução mais recente do mesmo poema feita por outro tradutor:

> Pertenço a você como este lote de terra
> Onde plantei flores
> E ervas de cheiro doce.
> Doce é o regato,
> Revolvido pela sua mão,
> Refrescante sob o vento do norte.
> Um lugar adorável para vaguear,
> Sua mão na minha mão.
> Meu corpo se fortalece, meu coração exulta
> Por caminharmos juntos.[21]

Não daria certo em um casamento, já que essa tradução tem bem menos elementos do intrínseco — ela começa comparando uma pessoa a um terreno, que é algo que se possui. A única alusão real ao intrínseco está em "meu coração exulta", mas ainda não está claro até que ponto o autor concebe um coração como uma metáfora de mente contra corpo.

Qual é a melhor tradução: a mais ou a menos intrínseca? Talvez a resposta esteja nos olhos de quem a lê. Jaynes estava certo — a tradução é uma arte, o que turva a nossa percepção e provavelmente nos inclina a enxergar mais da perspectiva intrínseca do que de fato havia no texto (o que significa que devemos ser céticos com fontes que se esquivem radicalmente da norma).

Apesar dessa ambiguidade insolúvel, pelo menos podemos dizer isto: de fato parece haver descrições bem rasas da vida mental e pouco do intrínseco nos escritos egípcios antigos se os compararmos aos dos dias atuais. Quando há é algo que continua sujeito à interpretação e tradução e, ao menos nos escritos aos quais temos acesso, o intrínseco surge em coisas como os poemas de amor romântico que sobreviveram.

É muito bom pensar que começamos a compreender o quão profundamente as nossas mentes vivenciam o amor, não é mesmo?

Grécia Antiga

Uma evidência determinante da falta da perspectiva intrínseca na literatura inicial da Grécia Antiga pode ser encontrada em *A Origem da Consciência*. Como Julian Jaynes escreve, a *Ilíada* se assemelha muito às antigas autobiografias egípcias, totalmente voltadas para ações e feitos extrínsecos:

> Os personagens da *Ilíada* não ficam sentados pensando no que fazer. Eles não têm mentes conscientes como as que dizemos que temos, e certamente nenhuma introspecção... A *Ilíada* foca a ação e está cheia dela — uma ação constante. Realmente é sobre os atos de Aquiles e suas consequências, não sobre a mente do personagem.[22]

No entanto, como Jaynes observa, a *Odisseia* já é bem diferente da *Ilíada* — tanto que Jaynes suspeita que tenha sido escrita centenas de anos depois e por um autor diferente.

> Após a *Ilíada*, a *Odisseia*. E quem quer que leia esses poemas recente e consecutivamente nota o enorme salto de mentalidade!... É uma jornada de torpeza. É a própria descoberta da trapaça, sua invenção e celebração. Fala de insinuações, disfarces e subterfúgios, transformações e reconhecimentos, drogas e esquecimento, gente que toma o lugar dos outros, histórias dentro de histórias, homens dentro de homens.[23]

Com o passar dos séculos, há cada vez mais evidências de uma perspectiva intrínseca em constante desenvolvimento. Especialmente na Grécia Antiga com poetas líricos como Safo, Píndaro e Simônides. Esse desenvolvimento da perspectiva intrínseca na poesia lírica levou àquilo que só pode ser descrito como uma das primeiras "tecnologias intrínsecas", com base nas técnicas de Simônides de Cós (556–468 a.C.), que Gotthold Lessing* denominou de "o Voltaire grego" por sua poesia.[24] A contribuição mais impactante de Simônides para a história foi a invenção da "arte da memória" — uma técnica mnemônica que se guia completamente pelas imagens mentais.

Dizem que Simônides tinha participado de um banquete e, como poeta, enalteceu em tom melífluo não apenas o anfitrião, mas também os deuses gêmeos Castor e Pólux, padroeiros dos marinheiros (que costumavam viajar para o plano material disfarçados de fogo de santelmo). Furioso, o anfitrião disse a Simônides que pagaria só metade do valor combinado e lhe desejou boa sorte quando pegasse a outra metade com os deuses que ele tinha louvado. Logo em seguida, Simônides recebeu uma mensagem. Aparentemente, dois rapazes tinham pedido que ele os encontrasse do lado de fora. Os moços misteriosos já tinham desaparecido, mas assim que Simônides saiu houve um terremoto e tragicamente o teto desmoronou sobre a grande mesa. Só Simônides sobreviveu. Os corpos dos convidados foram esmagados e ninguém pôde ser identificado, o que impossibilitaria um enterro digno. Mas Simônides percebeu que ao focar a localização espacial de cada convidado sentado à mesa, seria capaz de se lembrar de todos claramente.[25]

---

* Filósofo, escritor e crítico literário alemão do século XVIII. [N. do T.]

Assim, Simônides passou a fazer uso criativo do fato de o olho da mente se lembrar de localizações facilmente. A arte da memória começa com um "palácio da memória", que geralmente é um lugar que se conheça bem. Os itens a ser memorizados, como os tópicos de um discurso, são "posicionados" em várias partes do palácio, e por elas se caminha ao longo da exposição oral. Uma espécie de versão antiga do teleprompter, essa arte foi usada por séculos e em diferentes culturas como ferramenta da retórica, embora tenha quase sumido e se tornado obsoleta com o barateio do papel e a produção de livros em larga escala. Aprendi tal arte na faculdade quando um professor de ciência cognitiva a ensinou a mim para eu recitar um poema longo diante da classe. Para a minha surpresa, além de aprender o poema em um só dia, podia recitá-lo verso a verso e de trás para frente ao simplesmente fazer o caminho inverso pelo meu palácio da memória. Até hoje, uma competição anual de arte da memória acontece nos Estados Unidos. O desafio é a memorização rápida de maços de cartas de baralho e de longas séries de números, e ainda se usam as técnicas de Simônides.[26]

As evidências de "tecnologias intrínsecas" sinalizavam mudanças. Como tantas coisas na Grécia Antiga por volta do mesmo período, a perspectiva intrínseca parecia avançar significativamente, sobretudo em Atenas e arredores. Isso também ocorria na época dos sofistas — intelectuais disponíveis para contratação que praticavam e davam aulas de matérias consideradas modernas, como retórica e filosofia.

Pode-se ver claramente o desenvolvimento da perspectiva intrínseca na literatura do período. Eurípides, nascido por volta de 480 a.C., o maior poeta trágico da época, dramaturgo, intelectual e supostamente exilado na velhice por crimes como os de Sócrates (a diferença entre o escritor e o filósofo está sintetizada nas reações deles às sentenças que recebem: Sócrates escolhe a morte, e Eurípides, um covarde como todos os escritores necessariamente são, opta pelo exílio). A assinatura do estilo do poeta está em tratar figuras míticas como se tivessem pensamentos e motivações familiares a nós, ou seja, mentes como as nossas. *Medeia*, uma das primeiras peças de Eurípides e um clássico dos cânones ocidentais, é um banquete do intrínseco. Medeia decide punir o marido infiel, e a peça é o desdobramento da reação emocional dela à traição, que a conduz à violência.

Medeia discute assim o triunfo do ódio sobre a razão consciente: "Sei que crimes estou prestes a cometer, mas meu ódio é mais forte do que minha razão, ódio esse que causa as maiores aflições entre os homens."[27] Bruno Snell, autor de um dos primeiros livros sobre a história dos estados mentais, escreve em 1946 em *A Descoberta do Espírito* que Medeia é "a primeira figura na literatura cujos pensamentos e sentimentos são descritos em termos puramente humanos, como produtos de uma alma humana e nada mais".[28]

O florescimento da perspectiva intrínseca na literatura da Atenas antiga meramente refletiu uma maturidade cuja origem veio de outra fonte? Ou teria a causalidade passado da literatura para a vida? Talvez os primeiros dramaturgos como Eurípides tenham antes desenvolvido formalmente a perspectiva intrínseca para depois popularizá-la.

Decerto, não posso afirmar nada categoricamente. Mas sei que nos declives da Acrópole em Atenas pode-se sentar onde a perspectiva intrínseca talvez haja emergido: nos assentos pedregosos do Teatro de Dionísio, onde as peças de Eurípides foram encenadas. O silêncio dá a impressão de se estar esperando até que os atores mascarados deem início a sua performance a céu aberto. Ocasionalmente, esperando-se o bastante, é possível ver os muitos cães de rua que agora vagam pela Acrópole, e pode-se observar um deles se aproximar do palco, sarnento e mancando, encenar mais uma tragédia que ninguém nota, apenas você e o grande palco de pedras impiedosas.

Roma e a Idade das Trevas

Ao ler a literatura da Roma Antiga, é inevitável o choque ao se constatar o quão moderna ela é. Se examinarmos o desenvolvimento da perspectiva intrínseca na Roma Antiga, nós o consideramos praticamente completo — ao menos entre as classes e elites cultas em que as taxas de alfabetização eram altas. Em cartas, elas expressavam-se de forma muito similar à nossa. Marco Cícero (106–43 a.C.), cônsul romano, orador e defensor da República Romana sobre o autoritarismo (depois vítima de Marco Antônio, que tentou ser rei), escreveu cartas a sua família enquanto estava exilado de Roma. Nelas, ele lamenta o jeito vergonhoso com que seus entes queridos eram tratados durante sua ausência:

> Não suponha que escrevo cartas mais longas a outros, a não ser que tenham escrito a mim de forma igualmente mais extensa, o que faria com que eu me sentisse obrigado a responder da mesma maneira. Não tenho nada a escrever, e nada para mim é mais difícil de se fazer agora. Além disso, não consigo escrever a você e à minha querida Tulliola (pequena Túlia) sem verter muitas lágrimas. Isso se deve ao fato de eu vê-las reduzidas à maior miséria — justamente quem eu desejava que gozasse a felicidade mais completa, que era meu dever assegurar, o que eu deveria ter feito se não houvesse sido tão covarde.[29]

Cícero também fez uso da arte da memória por questões de retórica (como muitos fizeram na época). Ao discutir Simônides, é óbvio que Cícero tem uma compreensão clara das distinções dentro da consciência, como o fato de a visão ser mais importante para a memória do que os outros sentidos:

> Foi sagazmente constatado por Simônides ou então descoberto por outra pessoa que as imagens mais completas formadas em nossas mentes são aquelas do que foi transmitido e fixado nelas pelos sentidos, mas que o sentido mais aguçado é o da visão, e que consequentemente as percepções recebidas pelos ouvidos ou pela reflexão podem ser mais facilmente retidas se também forem comunicadas às nossas mentes pela mediação dos olhos.[30]

Nota-se a mesma atenção ao intrínseco nos escritos de Plutarco (46–119 d.C.), famoso pelas *Vidas Paralelas*, que estão entre as primeiras biografias de figuras históricas cujo propósito não se resume a registrar e analisar os eventos históricos extrínsecos, mas também pretendem estudar a natureza humana. Em carta a um amigo, Plutarco pontifica sobre técnicas para se manter sereno e alcançar uma mente tranquila:

> Mesmo assim, ao contrário novamente, "a consciência, já que estou cônscio de que fiz coisas terríveis" como uma úlcera na carne, deixa na alma um arrependimento que continua a ferir e a espetar sempre. Pois os outros golpes podem ser descartados pela razão, mas o arrependimento é causado por ela mesma, já que a alma, com o sentimento de vergonha, é aguilhoada e açoitada por si própria... O lamento, "ninguém além de mim mesmo tem culpa", que é entoado quando se comete um erro, vindo de dentro como vem, torna a dor ainda mais intensa devido à sensação de infortúnio que causa.[31]

Curiosamente, as citações nessa carta de Plutarco são na verdade da peça *Orestes,* de Eurípides. Plutarco usa diretamente a obra do pioneiro dramaturgo como uma forma de discutir a crueldade da culpa. Tal sofisticação em cartas se reflete na própria literatura romana. Na poesia romana isoladamente há uma perspectiva intrínseca bem desenvolvida que é patente em escritores como Horácio, Ovídio e Catulo. Mais uma vez, é especialmente na poesia de amor que se vê uma maestria total da mente com suas contradições e pecadilhos. O poeta Catulo escreve o seguinte acerca de sua amante Lésbia:

> Odeio e amo.
> Por que faço isso, você talvez pergunte.
> Não sei, mas sinto acontecer e sou torturado.[32]

Ao ler tais palavras, sentimos que os romanos eram nós. Ou melhor, nós nos tornamos eles. Se isso parece exagero, reflitamos sobre o que se passou depois. A queda de Roma foi o fim de um império de proporções mundiais que durou quase mil anos. É difícil minimizar os efeitos adversos econômicos, religiosos e intelectuais de algo assim; seria como se a totalidade das Nações Unidas sofresse um declínio e se dividisse em diferentes blocos em guerra.

A perspectiva intrínseca sofreu um forte golpe com a queda de Roma. Se a explosão inicial da perspectiva acompanhou a popularidade e o desenvolvimento do teatro na Grécia Antiga, seu declínio seguiu o tácito refreamento do teatro sob o jugo dos novos líderes cristãos durante e após a queda de Roma. Os primeiros cristãos viam o teatro e o paganismo como irrevogavelmente conectados e a ficção como capaz de corromper moralmente e de desviar da devoção religiosa. Em dado momento, as diretrizes oficiais da igreja passaram a recomendar a excomunhão de quem frequentasse o teatro em dias santos e a recusar os sacramentos aos atores. Por fim, Justiniano I, um dos imperadores cristãos, fechou os últimos teatros romanos no século VI.[33]

Depois da queda de Roma, os escritos que sobraram focavam principalmente o eclesiástico.[34] É o que Bryan Ward-Perkins escreve em *A Queda de Roma e o Fim da Civilização*:

> Quase todas as referências que temos da escrita do período pós-romano são feitas a documentos formais que deviam durar muito (como leis, tratados, estatutos e cadastro de tributos), ou a cartas trocadas entre membros do mais alto escalão da sociedade... O mais interessante de tudo é o desaparecimento quase completo do grafite simples, tão comumente encontrado no período romano.[35]

Tal mudança não pode ser minimizada; mesmo na pequena cidade romana de Pompeia, tão tragicamente bem preservada em 79 d.C., há mais de 11 mil exemplos de grafite.[36]

A pouca atenção dada aos estados mentais pelos autores medievais foi notada, com alguns estudiosos salientando que os personagens dos escritos medievais em geral expressam a interioridade, como emoções e pensamentos, unicamente com discurso direto e gestos, ou seja, com comportamentos extrínsecos — para a literatura medieval, a mente era quase uma entidade material.[37] Como um especialista observou, os escritos medievais estão cheios de personagens "que constantemente planejam, lembram, amam, temem, mas que conseguem fazer tudo isso sem que o autor chame atenção para esses estados mentais".[38]

Assim como a pouca perspectiva intrínseca do Egito Antigo normalmente se restringia à poesia romântica, na Idade das Trevas a mesma perspectiva passou a ser centralizada e, às vezes, reservada para a experiência religiosa. Há casos como "A Visão de Dryhthelm", de meados do século VIII, que descreve a experiência de quase morte de um escocês (sua inesperada volta à vida, como a de Lázaro, aparentemente surpreendeu a todos, exceto sua esposa). Após a visão, ele se tornou monge, mas antes dividiu sua riqueza entre esposa, filhos e os necessitados. A visão, muito parecida com as da bem posterior *Divina Comédia,* de Dante, é uma incursão pelo Inferno, Purgatório e Paraíso, e tal qual Dante foi guiado por Virgílio, Dryhthelm o foi por um anjo. O trecho seguinte descreve não o Paraíso, mas um lugar onde as almas quase boas o bastante para entrar aguardam e para o qual Dryhthelm é atraído:

> Enquanto ele me guiava através da esfera daqueles habitantes felizes, comecei a pensar que ali podia ser, talvez, o Reino dos Céus, do qual tanto me haviam falado. Ele respondeu ao meu pensamento, dizendo, "Aqui não é o Reino dos Céus, como você imagina."
>
> Quando ele me disse isso, odiei muito ter de voltar ao meu corpo, já que estava maravilhado com a doçura e a beleza do lugar que vi e com a companhia dos que ali estavam. No entanto, não ousei lhe fazer quaisquer perguntas, mas nesse ínterim subitamente me percebi vivo entre homens e mulheres.[39]

Fora dos domínios da Igreja, há alguma evidência da perspectiva intrínseca em exemplos como *Beowulf**, embora mais uma vez a mente seja tratada de forma meio superficial[40] — e, curiosamente, os personagens sejam pagãos, não cristãos. Além disso, não se sabe exatamente de quando data *Beowulf,* já que, na verdade, o primeiro manuscrito da obra remonta aproximadamente ao fim da Idade das Trevas, por volta de 1000 d.C. Se na Idade das Trevas a perspectiva intrínseca não retrocedeu a níveis pré-gregos de maneira alguma (ao menos nos poucos

---

* Poema épico anglo-saxão que mostra a batalha do guerreiro Beowulf contra o monstro Grendel. [N. do T.]

locais onde ainda havia alfabetização), havia bem mais variedade no grau de maturidade da perspectiva. Comparando ao seu florescer na Grécia e Roma antigas, a perspectiva intrínseca na Idade das Trevas parece ter perdido escopo, dado que as representações da mente, ao menos fora do âmbito da religião, ficaram superficiais mais uma vez por centenas de anos.

A Ascensão do Romance

> Lotário estava pendente das palavras de Anselmo. Ele não sabia aonde ia parar essa longa preparação ou preâmbulo e, embora remexesse em sua mente que desejo poderia ser aquele que tanto atormentava o amigo, deu sempre muito longe do alvo da verdade; e, para sair depressa daquela agonia, disse a Anselmo que insultava sua grande amizade andar com rodeios para lhe contar seus pensamentos mais secretos, pois sabia muito bem o que podia esperar dele: ou consolo para amenizá-los ou um modo para realizá-los.

É um trecho do romance de 1605 chamado *Dom Quixote*,[41] de Miguel de Cervantes, de muitas formas o primeiro romance reconhecidamente contemporâneo. A cena descrita se encaixa precocemente no pós-modernismo: no livro um homem lê para uma multidão (que inclui Dom Quixote e o leal Sancho) a partir de um manuscrito bem atípico, um livro dentro de um livro, sobre Anselmo e Lotário, dois amigos em Florença, Itália. O trecho mostra a complexa reação de Lotário à proposta que lhe é feita: Anselmo quer testar a fidelidade da própria esposa ao pedir que o amigo tente seduzi-la (afinal, trata-se de um "lotário").

Trechos assim são o motivo de os romances serem a expressão máxima da perspectiva intrínseca. De fato, acompanhar o florescimento dessa perspectiva ao longo da Renascença e do Iluminismo equivale na prática a perguntar: quando o gênero romance atinge a maturidade? A resposta é, em minha opinião, com o advento do "realismo psicológico", cujo auge ocorre entre 1850 e 1950, o que é exemplificado em escritos como *Middlemarch,* de George Eliot, comumente usado como exemplo da exploração do âmago da interioridade. O trecho a seguir está destacado em *The Emergence of Mind*, editado por David Herman:

> Célia pensou consigo mesma, "Doroteia despreza Sir James Chettam; creio que ela não o aceitaria." Célia achava isso uma pena. Ela nunca se enganara quanto ao objeto de interesse do baronete. Às vezes, de fato, ela refletira que Dodo talvez não fizesse um marido feliz se ele não olhasse para as coisas do jeito dela; e nas profundezas de seu coração estava sufocada a ideia de que a irmã era religiosa demais a ponto de preocupar a família. Percepções e escrúpulos eram como agulhas derrubadas, causando medo de pisar no chão, de sentar e até de comer. [42]

É claro que há uma longa lista de outros nomes familiares: Jane Austen se destaca como autora antiga que usa o acesso às mentes dos personagens para criar cenas de alta carga dramática. No clássico de 1957, *A Ascensão do Romance*,[43] de Ian Watt, ele estabelece que é na era de Defoe, Richardson e Fielding que ocorre o "verdadeiro" nascimento do romance. Afora classificações subjetivas, é obviamente um espectro que remonta a Cervantes e aos que o precedem. Mesmo sendo um espectro, é notório que com o tempo há um aprofundamento objetivo das descrições da mente. Os próprios escritores começam a observar explicitamente tal aspecto da literatura. Como o manifesto literário de Virginia Woolf, "Ficção Moderna", que professa abertamente o seguinte: "Registremos os átomos enquanto caem sobre a mente na ordem em que o fazem, por mais inoperantes e aparentemente incoerentes que sejam, e o que cada visão ou incidente deixar marcado na consciência."[44]

O passo definitivo que guiou o romance rumo à descrição minuciosa da consciência como Woolf almejava talvez tenha sido o fato de o gênero ter se distanciado do teatro. Como vimos, era geralmente nas peças e no teatro que a perspectiva intrínseca era a princípio expressada, ou em obras feitas para serem lidas em voz alta. Mesmo na Grécia e Roma antigas, o propósito da literatura era quase sempre performático. Sempre havia um aspecto extrínseco — o próprio evento físico, como a atuação no palco. Um romance foge de todas as ciladas extrínsecas. Sem objetivo de encenação, contém meras palavras em uma página, que devem ser lidas em particular — o que pode inevitavelmente ter elevado o romance à mais pura expressão da perspectiva intrínseca.

Além disso, o romance resolve o que os filósofos chamam de "o problema das outras mentes" — o fato de nunca sabermos ao certo em que alguém está pensando, ou, de uma perspectiva metafísica, se esse alguém de fato possui uma mente! Devemos inferir, adivinhar, especular. O romance, no entanto, ocorre em um mundo imaginário onde o problema das outras mentes não existe, onde os estados mentais, como raiva e tédio, podem ser mencionados de modo tão direto como se falaria de mesas e cadeiras.[45] Há todo um campo acadêmico que salienta isso, como *Transparent Minds*, de Dorrit Cohn, publicado em 1978 (só alguns anos após *A Origem da Consciência*), no qual a autora enfatiza que tal é "o poder singular que o romancista possui: o de criar seres cujas vidas interiores pode revelar à vontade".[46] Ou como um outro estudioso afirmou: "Ler romances é ler mentes."[47]

Nada mais possui tal habilidade, o que de fato nos dá uma justificação reiterada para o romance como forma de arte. Comparemos o romance ao meio de expressão mais popular da nossa era: o cinema. Os filmes adotam uma perspectiva necessariamente extrínseca do mundo. O autor Tom Wolfe diz o seguinte em seu ensaio "My Three Stooges":

> Mas se precisam colocar o espectador dentro da cabeça de um personagem... os filmes possuem limitações. Na tentativa de criar um ponto de vista interior, tudo já foi testado, de narração que expressa os pensamentos do personagem a legendas que os exprimem de forma escrita, e até o aparte, em que o ator se volta para a câmera no meio de uma cena e simplesmente diz o que está pensando... Porém, foi tudo em vão; nada na arte cinematográfica pode colocar o espectador dentro da cabeça, da pele e do sistema nervoso central de outro ser humano como um romance realístico faz.[48]

Curiosamente, o que em geral leva um filme a ser considerado artístico e não mero entretenimento é quando o cineasta faz de tudo para retratar a mente de modo profundamente "centrado no personagem", ou seja, quando tenta aproximar o filme do romance. É irônico, pois um filme jamais se aproxima da maestria do romance nesse aspecto.[49]

Minha parcialidade é óbvia. Cresci na pequena livraria de minha mãe, atingi a maioridade entre suas prateleiras e na adolescência trabalhei lá vendendo ficção, o que me faz considerar o romance algo especial que foi relegado a imerecidamente ser uma forma de arte menos popular. Acho até que essa transição alterou a compreensão de nossa própria psicologia. Freud, por exemplo, foi a melhor coisa a acontecer ao cinema e à televisão. De todas as ideias que Freud desenvolveu, a mais conhecida ainda hoje é a noção dos traumas psicológicos serem a explicação central do comportamento. Essa ideia permeia a nossa cultura, embora pesquisas mostrem que mesmo acontecimentos bastante traumáticos, como terremotos e desastres terríveis, levam apenas uma minoria das vítimas a sofrer efeitos psicológicos negativos previsíveis, como TEPT, e também que a personalidade anterior (ao acontecimento) tem uma forte influência no fato de haver ou não consequências negativas.[50] Isso não significa que o trauma não seja real, mas creio que seja possível que a popularidade do trauma como explicação do comportamento tenha se dado porque eles são acontecimentos extrínsecos — podem ser filmados e *vistos*, o que por sua vez indica que podem literalmente ser mostrados na tela como *flashbacks*. Não é coincidência o fato de o trauma ser usado para explicar o comportamento humano por corresponder à mesma ascensão de nossa forma de arte narrativa dominante, a expressão extrínseca do cinema, que substitui a natureza intrínseca do romance.

O cinema é um meio de expressão incrível e belo, mas tende a tratar os personagens como meros fantoches guiados por acontecimentos externos. Só o romance descreve os profundos redemoinhos da consciência, que não se resume a responder totalmente a estímulos externos; é um turbilhão com clima próprio que ocorre em todos nós e nos torna mutuamente indecifráveis, exceto nas páginas de um livro.

O Arco Completo

Talvez a melhor demonstração de como a perspectiva intrínseca evoluiu esteja em um só exemplo: o da mesma história contada nas diferentes fases do desenvolvimento da perspectiva através dos milênios.

Uma das mais ancestrais dessas histórias é "O Conto do Náufrago", que data do Império Médio do Egito Antigo (2040–1782 a.C.). O escrito é tão velho que entrou no Guinness World Records como contendo a mais antiga assinatura em papiro, que é a de Amenaa, escriba que fez a cópia.[51] Na história, um oficial em um navio que retorna de uma expedição se depara com uma tempestade e é arremessado até uma ilha, sendo o único sobrevivente. Lá ele encontra uma serpente capaz de prever o futuro, mas curiosamente a reação emocional do oficial ao ver a criatura fantástica não é expressada:

> Descobri o rosto e vi que uma cobra se aproximava. Tinha trinta cúbitos de comprimento e uma barba mais longa do que dois cúbitos. O corpo era coberto de ouro. As sobrancelhas eram lápis-lazúli genuíno. Estava curvada na parte da frente. Abriu a boca na minha direção enquanto eu estava de bruços em sua presença. Disse-me, "Quem o trouxe? Quem o trouxe, plebeu, quem o trouxe a esta ilha no mar cujas laterais estão na água?"[52]

Aspectos de "O Conto do Náufrago" — como o encontro com um monstro após aterrissar em uma estranha ilha — aparecem na *Odisseia* de Homero quando Odisseu e sua tripulação desembarcam em uma ilha e se deparam com a caverna de um ciclope. Ali, o terror natural dos homens ao verem a criatura é de fato registrado:

> Mas após ter realizado suas tarefas diligentemente, ele reacendeu a fogueira, nos avistou e perguntou: 'Estranhos, quem sois vós? Donde velejeis pelos caminhos das águas? Estais a negócios, ou vagais sem rumo pelo mar, mesmo como piratas, que vagam arriscando suas vidas e levando o mal aos homens de outras terras?' Foi o que ele disse, e no peito o nosso espírito estava alquebrado pelo terror que sua voz grave e sua forma monstruosa nos causavam; mesmo assim consegui responder e falar com ele.[53]

Em um grande salto para a modernidade, o mesmo encontro entre um homem e uma criatura é descrito em *Ulisses,* de James Joyce, uma versão altamente modernizada da *Odisseia*. O narrador sem nome (paralelamente ao pseudônimo "ninguém", usado por Odisseu) do capítulo chamado "Episódio 12" acaba em um bar. Essa é, às vezes, chamada de a parte "ciclopes" de *Ulisses*, com o bar de Barney Kiernan representando a caverna, que é vigiada por um "monstro" (um cão), juntamente com um "ciclope" (apenas um homenzarrão com um tapa-olho), e o narrador sem nome ficando cada vez mais nervoso na presença dos dois:

> Então, fomos ao bar de Barney Kiernan e lá com certeza estava o cidadão [o "ciclope"] em um canto confabulando gostosamente consigo mesmo e aquele maldito vira-lata sarnento, Garryowen, que esperava pelo que iria cair do céu para ele beber.
>
> Lá está ele, digo eu...
>
> O maldito vira-lata soltou um resmungo de causar arrepios. Seria um ato de caridade se alguém tirasse a vida daquele cão maldito. Disseram-me que ele de fato comeu boa parte das culotes de um guarda-civil que apareceu certa vez em Santry com uma intimação judicial em relação a uma licença.[54]

Talvez nada sintetize melhor o desenvolvimento histórico da perspectiva intrínseca do que a jornada que se inicia com uma reação fria à mais assombrosa das criaturas e dá um grande salto para uma estonteante reação interna à mera visão de um cão comum e seu dono. Nós humanos, quando encontramos as nossas profundezas, aprendemos a dramatizar nossas vidas interiores na literatura, e ao fazê-lo, passamos a tornar o mundano extraordinário.

CAPÍTULO 3

O Desenvolvimento da Perspectiva Extrínseca

Como a perspectiva extrínseca surgiu, ou ao menos como surgiu a ciência, sua forma final, é uma história contada com mais frequência. Para o propósito deste livro, o que importa é como a perspectiva extrínseca se separou da intrínseca (especialmente se for feita uma avaliação subsequente da atual tentativa científica de fundir as duas perspectivas para integrá-las à ciência da consciência).

Além disso, ao menos em termos mais amplos, o arco traçado pela perspectiva extrínseca se assemelha ao da intrínseca: períodos de progresso monumental influem na evolução simultânea de ambas as perspectivas, que às vezes estão fortemente atadas: Einstein apresentou sua nova perspectiva geométrica de espaço-tempo em 1905, enquanto Picasso estreou o cubismo em 1907. Talvez tal sincronicidade seja mera correlação, ou quem sabe causalidade — tanto Einstein como Picasso haviam sido influenciados por *A Ciência e a Hipótese*, livro de 1902 escrito pelo matemático Henri Poincaré.[1] (Einstein havia lido com interesse; Picasso aparentemente ouvira a explicação de um amigo sobre a obra.)[2] Notavelmente, *A Ciência e a Hipótese* continha reflexões não apenas sobre compreender, mas sobre *projetar* a quarta dimensão, que para Einstein era o tempo em si representado matematicamente, e para Picasso culminou nos destoantes pontos de vista estratificados do cubismo.[3]

Sem importar se as duas perspectivas partilham ascensão e queda devido à correlação ou causalidade, é preciso recapitular a história da perspectiva extrínseca separadamente, ao menos de forma breve. No Egito Antigo há muito pouco dela. Em vez disso, vê-se uma sociedade de magia e deuses que falam, além de revelações e explicações religiosas. Os problemas de saúde ainda eram, em grande parte, atribuídos a espíritos malignos; mesmo já existindo remédios farmacológicos (feitos de plantas, minerais etc.), eram preparados em certos rituais para serem eficazes. Cada órgão era domínio de um deus. Em um tão fantástico mundo de fantasmas e espíritos, vê-se novamente o corpo animal, com a cabeça humana emergindo lentamente dele. Porém, há pistas do que virá. A impressionante engenharia da arquitetura egípcia requeria cálculos geométricos precisos, e parecia haver conhecimentos de matemática que eram em parte surpreendentemente bem desenvolvidos, com π (pi) já fixado em cerca de 3,17, valor muito próximo do correto.[4]

Em certo sentido, o próprio meio obrigava os antigos egípcios a desenvolverem esse conhecimento de geometria — com enchentes e vazantes previsíveis, o Nilo irrigava as terras ao redor; nesse aspecto, é provavelmente o rio mais generoso de todos os tempos. O historiador Will Durant escreve o seguinte em *A História da Civilização*:

> O fato de a vida dos egípcios depender das flutuações do Nilo levou a cuidadosos registros e cálculos das enchentes e recessões do rio; agrimensores e escribas reavaliavam continuamente as dimensões da terra cujas fronteiras haviam sido obliteradas pelas inundações, e evidentemente foi isso o que deu origem à *geo*-metria.[5]

Os gregos acreditavam que os egípcios tinham inventado a matemática. O historiador Heródoto afirmava que Pitágoras havia passado algum tempo no Egito, onde sacerdotes o haviam apresentado à matemática.[6] Já na Grécia Antiga, há tentativas primevas de oferecer descrições extrínsecas do mundo natural, como quando Tales propôs que tudo poderia ser essencialmente reduzido a água.[7]

Todavia, em outros sentidos a perspectiva extrínseca era pouco desenvolvida na Grécia Antiga. Em um viés plenamente extrínseco do mundo, não há mentes, e tampouco as coisas têm características de fato mentais. Porém Aristóteles acreditava que a estrutura do mundo era mantida por dois propósitos opostos, basicamente impulsos mentalísticos, que eram a tendência de corpos e elementos buscarem seu habitat natural.[8] Embora pensadores gregos como Demócrito tivessem se aproximado do isolamento da perspectiva extrínseca ao proporem que tudo consistia em meros átomos e no vazio,[9] as noções teleológicas aristotélicas de propósito na natureza dominariam nas universidades até o século XVIII.

Só mais tarde os primeiros cientistas da Renascença e do Iluminismo começaram a superar a concepção medieval de física, abandonando o foco à teleologia aristotélica.[10] História conhecida que se passa na Europa nos séculos decisivos quando o pensamento científico se desdobra e amadurece, podendo ser vista no excepcional progresso da época: heliocentrismo, cálculo, gravidade, o coração que bombeia, a lei de Boyle* sobre os gases, a lei da refração, o espectro da luz, eletricidade, telescópios, maquinário industrial e empirismo — em muitos sentidos, literalmente os motores do nosso mundo.

Mas por que os europeus? Por que aquela época? Por que não os romanos? Por que não a dinastia medieval dos Sung na China, com suas cédulas, papel impresso e pólvora? Provavelmente devido a uma irregularidade histórica, daquelas pequenas diferenças que fazem toda a diferença, ou seja, foi sorte, já que na Europa havia uma comunidade virtual que se formara inteiramente pelo correio, perdurando por séculos. Essa autointitulada "República das Letras" foi iniciada pelos primeiros humanistas, como Erasmo de Roterdã no século XV, e funcionava como

* Robert Boyle foi um filósofo, físico e químico irlandês que tornou a química parte integrante da física. [N. do T.]

um salão itinerante. Voltaire, que veio a se tornar uma das figuras centrais da rede, a descreve na obra *The Age of Louis XIV*:

> Desenrolava-se a era de ouro da geometria. Matemáticos frequentemente enviavam desafios uns aos outros, quer dizer, problemas a serem resolvidos, algo bem similar aos enigmas que acredita-se que os antigos reis do Egito e da Ásia trocavam entre si. Os problemas propostos pelos especialistas em geometria eram de natureza bem mais complexa do que a dos enigmas egípcios, e mesmo assim todos eram devidamente respondidos e solucionados, fosse na Alemanha, Inglaterra, Itália ou França. Nunca houve uma correspondência universal entre filósofos como a desse período, e Leibniz a incentivou de maneira significativa. Uma *república das letras* [ênfase proposital] foi gradual e imperceptivelmente estabelecida na Europa, em meio à guerra mais obstinada e às diversas religiões; arte e ciência se auxiliaram reciprocamente, e as academias ajudaram a formar a república. [11]

A República das Letras se espalhou não só entre artesãos e engenheiros, mas também entre intelectuais que competiam por cargos de patronagem cujos concessores eram os estados, as primeiras universidades e nobres poderosos. A fragmentação política da Europa gerou muitos desses cargos.[12] Isso criou um mercado de ideias, pois quem buscava patronos podia cruzar as fronteiras e atuar em outros cenários políticos. A República das Letras era muito beneficiada pelas *salonnières*, mulheres que geriam salões intelectuais organizando e dando vitalidade à rede descentralizada.[13] Elas também contribuíam com ensaios, monografias e livros, como o influente conteúdo político de *Letters from a Peruvian Woman*, romance escrito por Madame de Graffigny.[14] A história da ciência podia ter sido bem diferente se Erasmo de Roterdã não tivesse existido, ou caso a situação política europeia houvesse sido menos fragmentada, ou ainda se a nobre prática de organizar salões não tivesse adquirido status de virtude aristocrática.

Até hoje a ciência é uma continuação da República das Letras, com os mesmos hábitos, códigos de conduta e critérios de prova. Vale lembrar que costumava-se chamar os "artigos" científicos de "cartas".

Agora, a república se transformou em uma comunidade virtual de proporções globais que se mantém unida mediante cargos de patronagem em universidades de destaque.

Os filósofos da ciência há muito procuram uma "receita secreta" que tornaria essa disciplina algo de indiscutível evolução — talvez, refletem, a "receita" seja a relação direta da ciência com a realidade, ou sua base na falsificação de teorias mediante evidência empírica. Será que nenhum outro campo tem "relação direta com a realidade"? A ciência moderna especula amiúde sobre coisas que estão além da observação.[15] Mesmo que os cientistas sejam os únicos a testarem suas teorias (proposição altamente questionável), há vários modos de se realizarem testes; além disso, há um número infinito de testes inúteis. Assim, ainda que a evidência empírica seja altamente valorizada, não é o único fator que move a ciência, que também se guia pelos padrões criados por sua comunidade: participação livre, debate, ceticismo rigoroso e a crença não de todo racional na possibilidade do progresso em si. O mais importante de tudo é o fato de a ciência ser guiada por seu tom de discurso civilizado e sensato, quase como se fosse sempre conduzida em um salão durante o jantar, herança da aristocracia que a deu à luz.

Quanto à evolução da perspectiva extrínseca, houve avanço considerável. Cita-se sempre Francis Bacon, que criou um vínculo eterno entre a prática da ciência, testes e experimentações. No entanto, creio haver um momento ainda mais crucial quando a perspectiva intrínseca foi explicitamente separada da ciência e a consciência foi declarada zona proibida para a investigação científica. É passível de discussão se a decisão da ciência de oferecer somente explicações extrínsecas foi de fato o que deu origem a seu sucesso. A separação entre intrínseco e extrínseco foi conduzida por ninguém menos que Galileo Galilei (1564–1642). Em seu sagaz manifesto científico *O Ensaiador*, de 1623, ele escreve:

> A filosofia é escrita neste livro grandioso, o universo, que está continuamente receptivo a nosso olhar. Mas o livro não pode ser entendido a não ser que se aprenda primeiro a compreender a linguagem

> e a ler as letras com as quais é composto. É escrito na linguagem da matemática e seus caracteres são triângulos, círculos e outras figuras geométricas sem as quais é humanamente impossível entender uma só palavra; sem isso, vagueia-se por um labirinto escuro.[16]

Ao defender que a ciência teria de usar a linguagem da matemática, Galileu argumentou que a disciplina deveria focar quatro propriedades da matéria, todas suscetíveis à legitimação matemática: tamanho, forma, posição e movimento. Ao enxergar o mundo externo apenas como uma função complexa com tais propriedades extrínsecas, Galileu foi o primeiro a normatizar a perspectiva extrínseca integralmente, declarando ser esse o único viés adequado ao âmbito da ciência e apropriado para descrever todo o universo.[17] Desde então, a ciência tem focado aquilo que pode ser medido e contado — e obviamente tem tido incrível sucesso em fazê-lo. Porém isso significa que, desde o início, esse sucesso tem se baseado na retirada da consciência dos domínios da ciência.

Certamente, filósofos e pensadores notaram o fato de Galileu deixar de lado o intrínseco. De fato, eles até começaram a desenvolver uma terminologia específica que tentava determinar o que exatamente faltava à perspectiva extrínseca. Foi o filósofo Charles Peirce que, no século XIX, apresentou o termo "qualidade" para se referir a como "há uma qualidade distinta para cada combinação de sensações... uma qualidade peculiar a cada dia e semana — uma qualidade peculiar a toda a minha consciência pessoal".[18] "Qualidade" vem de "quididade", que é a essência inerente ou máxima de algo — como uma coisa *é*. William James, um dos fundadores da psicologia e irmão de Henry James, o romancista, usava o mesmo termo. Ainda hoje, filósofos contemporâneos como David Chalmers usam "qualia" como sinônimo do que é intrínseco à "consciência", "experiência", "fenomenologia", "experiência subjetiva" etc., em que "qualia" se refere à qualidade única e subjetiva de determinada sensação ou de certo pensamento.[19]

Apesar de Galileu ter feito com que a experiência da consciência fosse deixada de lado durante séculos, era inevitável que a ciência moderna — especificamente a neurociência, uma das ramificações da árvore científica — tentasse incorporar a perspectiva intrínseca para explicá-la com viés extrínseco, assim como a qualia.

O estranho é que isso teria deixado Galileu desnorteado. Afinal, apesar de seus famosos conflitos com a Igreja por causa do geocentrismo, era um homem religioso que cria na alma e achava que a ciência consistia em compreender os desígnios e planos de um Deus todo-poderoso. Isso significa que ele provavelmente veria as tentativas científicas de explicar a "intrinsecidade" (ou "qualia") inteiramente pela perspectiva extrínseca como esforços fundamentalmente equivocados. O filósofo contemporâneo Philip Goff imagina o seguinte:

> Se Galileu viajasse no tempo para os dias atuais e ouvisse que estamos tendo dificuldades para explicar a consciência em termos físicos, provavelmente responderia, "É claro que estão; criei a ciência física para lidar com *quantidades,* não com *qualidades.*"[20]

Ou seja, Galileu provavelmente diria que a ciência funciona muito bem contanto que não se ocupe do estudo das almas, que estão além dela e são da alçada da cultura e da religião. Ele insistiria em que as duas perspectivas deveriam ficar separadas e jamais poderiam se encontrar.

É possível que a hipotética reação de Galileu contenha mais verdade do que gostaríamos de admitir. Nós, cientistas, exageramos as coisas para o público. Para dizer a verdade, todas as áreas científicas são bem menos impressionantes do lado de dentro. A neurociência certamente não é exceção e também parece ter problemas únicos. Honestamente, a neurociência não progrediu da mesma forma que outras áreas estreitamente relacionadas da biologia, como o rápido avanço da genômica, da virologia ou da biologia molecular. Talvez esperemos demais da neurociência moderna — ela carrega o fardo de tentar reconciliar duas perspectivas amplamente distintas no universo, perspectivas que a civilização vem aperfeiçoando em direções opostas há milhares de anos. Imitando Galileu, relegamos todas as características não quantitativas, todo propósito e raciocínio teleológicos, toda discussão sobre o intrínseco, ao objeto de 1,5kg que fica dentro de nossos crânios. Isso permitiu que o restante da ciência prosseguisse sem impedimentos com sucesso monumental e indiscutível. Mas o âmbito da neurociência não é igual ao das outras ciências. É onde o intrínseco e o extrínseco se encontram. Ontologia e epistemologia começam a tremer, a se desfazer em suas distinções, a se fundir em algo sem dimensão e inominável.

Nota-se isso em como, em exame minucioso, o estudo do cérebro se depara com obstáculos cada vez mais intransponíveis. Tomei conhecimento desses problemas enquanto cursava neurociência na universidade, onde fiquei chocado ao saber que essa área se esconde dos olhos do público e dos das outras ciências, tentando em vão compreender o intrínseco e fracassando ao tentar explicar o que lhe é exigido sobre a mente e a consciência. Seu status é, secretamente, de calamidade.

CAPÍTULO 4

A Neurociência Precisa de uma Revolução

No início dos anos 1990, uma equipe de neurocientistas em Parma, Itália, se deparou com um suposto marco científico.[1] Isso aconteceu no almoço. Do outro lado, estavam sentados invejosos e famintos macacos do Velho e do Novo Mundo que serviam de cobaias em um experimento em andamento. Eletrodos de gravação haviam sido inseridos nos cérebros dos macacos, diretamente no córtex pré-motor, eletrodos capazes de captar descargas individuais de disparos de neurônios; tais arranjos possibilitam que os disparos neuronais geralmente apareçam em uma tela e até gerem sons. Quando se ouve o *pop-pop* dos neurônios dos primatas, como ouvi, é impossível não tentar interpretá-lo. *Pop! Pop!* O que foi isso? Uma reclamação? Uma observação? Uma mudança no foco de atenção? Um movimento ocular? Os totêmicos e negros olhos do macaco perguntam: o que esperam descobrir? Não será — diz o primata com um sorriso largo — como imaginam.

Então, o almoço continua. Enquanto comiam, os pesquisadores na Itália perceberam algo digno de nota. A cada mordida: *pop! Pop!* Imagine o sanduíche sendo erguido, e em seguida o som explosivo de tiros gerado pelos neurônios sendo reproduzido em um alto-falante. No entanto, os macacos permaneciam imóveis — e a região do cérebro sendo gravada, o córtex pré-motor, devia controlar apenas os movimentos manuais. De algum modo, os neurônios ali respondiam aos movimentos manuais não dos macacos, mas dos humanos que erguiam os garfos para levar à boca a comida que os macacos cobiçavam (macacos são as criaturas mais cobiçosas de todas).[2] Uau! As regiões do cérebro que controlam os movimentos talvez tenham um propósito secundário, um eficaz sistema de sincronicidade de tarefas no qual também formam a base neural da compreensão das ações de outros realizando o mesmo tipo de movimento (ainda que sejam indivíduos de outra espécie).

A descoberta foi chamada de "neurônios-espelho" — o que simplesmente se refere a um comportamento por vezes observado em alguns neurônios — e, ao longo dos mais de trinta anos de seu ciclo de vida, incorporou a narratologia de expansão e declínio que guia a neurociência. Uma busca do termo no PubMed gera milhares de resultados até 2013, e depois cai à medida que o número de artigos sobre o assunto diminui. O neurocientista e autor de best-sellers V. S. Ramachandran promoveu bastante o tema, e no ano 2000 escreveu o seguinte no site Edge.org:

> A descoberta dos neurônios-espelho nos lóbulos frontais dos macacos, assim como sua potencial relevância para a evolução do cérebro humano — o que examino neste ensaio — é a mais importante história "não relatada" (ou, ao menos, não divulgada) da década. Estimo que os neurônios-espelho farão pela psicologia o que o DNA fez pela biologia: fornecerão uma estrutura unificadora e ajudarão a explicar um conjunto de habilidades mentais que até o momento têm permanecido misteriosas e inacessíveis a experimentos.[3]

Logo após o artigo de 2000 no *Edge*, citações contendo o termo "neurônios-espelho" começaram a aumentar. Ramachandran prosseguiu com uma palestra no TED Talks intitulada *Os Neurônios que Moldaram a Civilização*. Todavia, desde os primeiros dias de publicidade exagerada, a própria literatura sobre o tema caiu em um lodaçal de ceticismo e imprecisão. De fato, a hipótese dos neurônios-espelho recuou tanto que quase nada restou. Nada foi explicado. Sempre ocorria que, mesmo com os pesquisadores em seu encalço, só uns poucos neurônios apresentavam atividade de espelho, com alguns respondendo a comportamentos bastante específicos e outros a quase tudo. Durante a realização dos muitos experimentos houve enorme número de fatores que geraram confusão, como a natureza extremamente reativa e instável dos neurônios em relação ao ângulo de visão ou se diferentes quantidades de recompensa estavam envolvidas e assim por diante.[4–8] Além disso, a ideia de que os neurônios-espelho explicam algo especial ou único sobre os seres humanos jamais se concretizou — na verdade, tais neurônios sequer são primazia dos humanos ou dos primatas; também foram identificados em ratos[9,10] e pássaros.[11]

A hipótese formulada por Ramachandran e outros de que o autismo é decorrente da falta de neurônios-espelho[12] pode parecer um salto compreensível, mas sempre careceu de evidência.[13] A atividade da região cerebral em indivíduos autistas e não autistas não é tão diferente quando se fala em realizar ações em vez de observá-las.[14] O fato de pessoas com autismo severo e grande dificuldade para compreender as ações dos outros e que ainda têm neurônios-espelho operantes como qualquer um não refutaria a teoria? E se a sincronicidade funcional de tarefas desses neurônios permite que os seres humanos de fato entendam as ações alheias, como pode haver pacientes com danos cerebrais que se saem mal em certas ações (ou nem conseguem realizá-las), mas são capazes de captar o sentido de ações idênticas se efetuadas por outros?[15] É quase como se compreensão e ação estivessem inteiramente separadas.

Em suma, o que resta? O que inicialmente parecia ir direto ao ponto, um possível elemento-chave para a Grande Questão acerca do que faz o cérebro humano ser tão especial, acabou nos escapando. A observação inicial se recusou a ser facilmente generalizada em qualquer espécie de entendimento, causalidade ou controle. Em outras palavras, foi uma mera correlação interessante.

Pode-se responder a tudo isso com desdém, admitindo-se que de fato é impossível evitar a publicidade exagerada na neurociência e que é ruim quando acontece, mas insistindo que tudo se resolve por si só e dá certo no final, certo? Essa perspectiva polianista* seria adequada se os neurônios-espelho tivessem sido clara e amplamente refutados ou desmentidos e a questão superada. Em vez disso, os defensores da ideia aumentaram absurdamente a complexidade de seus argumentos,[16] como se em suas hipóteses sobre o cérebro criassem um modelo geocêntrico ptolemaico do sistema solar repleto de epiciclos.

Ao contrário de ser corrigida, a hipótese continua viva como um zumbi, ainda verdadeira o bastante para ser citada, mas não para conduzir a qualquer entendimento sobre o funcionamento do cérebro. Nos meus dias de neurocientista, vi versões dessa história se repetirem infinitas vezes. Uma alegação inicial (Neurônios-espelho! Células de grade! Reprodução de memória durante o sono! Erros em tomadas de decisão vêm de microcolapsos de atenção!) seguida de um processo de afastamento de vários anos, já que as alegações iniciais são consideradas difíceis de replicar ou, com mais frequência, a história fica tão complexa com suas ressalvas que as ideias se tornam gasosas, amorfas — imortais, mas completamente inúteis. Há quantos anos neurocientistas e psiquiatras vêm dizendo ao público que a depressão é causada por um desequilíbrio químico nos níveis de serotonina? Entretanto, após décadas de pesquisa exaustiva, ainda não foi provada a ligação entre a doença e esses níveis.[17] A depressão é um simples estado de espírito medieval que ressuscitou na era química moderna. A neurociência abarca grande parte dessas ideias zumbis. Sinal de que há algo errado com ela própria.

Uma Suspeita Crescente

Em meados de 2015, eu conversava com o diretor do Allen Institute for Brain Science, uma das mais respeitadas organizações da neurociência. Entre cervejas, ele me disse que era um segredo bastante conhecido entre os inseridos na pesquisa farmacêutica que a maior parte

* Otimismo exagerado, como se vê na obra *Poliana*. [N. do T.]

da neurociência básica acadêmica era exagerada. As empresas não só tinham dificuldades em replicar a literatura de pesquisa; em muitos casos, parecia que os estudos nem estavam errados — eram só meio infrutíferos (como a ideia dos "neurônios-espelho"). De fato, muitos nomes da indústria farmacêutica têm se afastado da neurociência desde o início dos anos 2000, eliminando qualquer envolvimento direto com ela. Algo atípico, já que desde 1972, com a descoberta do bem-sucedido Prozac, empresas como a Pfizer e a GlaxoSmithKline vêm trazendo drogas ao mercado, com sucessos como o Zoloft e o Paxil. Outras, como a AstraZeneca, a Bristol Myers Squibb e a Amgen, também tiveram êxito comercial. Agora, seguindo uma tendência dos anos 2000 que só pode ser descrita como fracassada, essas empresas desistiram de garantir ampla gama de recursos para a descoberta de drogas neurocientíficas.[18–20] Isso impactou a neurociência como um todo: em 2019, quando a Amgen abandonou seus programas de drogas para esquizofrenia e Alzheimer, o gerente de P&D admitiu que isso se devia em parte à compreensão "relativamente rudimentar"[21] das doenças neurológicas, consequência do hermetismo da função cerebral em geral.

A tentativa de evitar maiores danos refletiu claramente a falta de progresso na própria neurociência. Consideremos o seguinte caso: um famoso estudo de 1996 publicado na *Science* supostamente mostrava que as pessoas que sofriam de depressão (ao menos algumas delas) possuíam uma versão específica do 5-HTTPLR , gene transportador de serotonina.[22] Na década seguinte, essa pesquisa levou a centenas de estudos sobre o gene e suas variações — chegando à discussão sobre o uso de antidepressivos ter de levar em conta o status do 5-HTTPLR em um indivíduo. Tais genes foram apelidados de "genes orquídea" e, talvez inevitavelmente, noticiados com ofegante entusiasmo em grandes veículos midiáticos como *The Atlantic* e NPR.[23,24] Tal alcunha, ao menos de acordo com empolgados pesquisadores e jornalistas, veio do fato de essa variação nos genes criar indivíduos tão delicados quanto orquídeas, plantas bonitas, mas com claras dificuldades de crescimento, além de muito suscetíveis às mudanças em seu entorno. Você já deve ter entendido. Com a evolução da análise genética e a disponibilização de amostras bem maiores, pesquisas de acompanhamento puseram em xeque a veracidade de as variações do 5-HTTPLR impactarem a depressão.[25,26] Estariam centenas de estudos — todos investigando a relação de um gene com doenças mentais e conduzidos durante décadas, com a maioria obtendo resultados positivos — inteiramente errados?

Sabe-se do crescente impasse[27] em termos de replicação nas ciências biomédicas, sobretudo em resultados clínicos. Cerca de metade dos estudos altamente referenciados da área, todos com intervenções supostamente bem-sucedidas, não puderam ser reproduzidos quando diferentes equipes de cientistas os conduziram de forma independente. Empresas como a Amgen e a Bayer, com dinheiro a perder, fizeram tentativas de replicação que mostraram que um número espantosamente baixo de estudos (só 11%) no âmbito da biologia do câncer tem reprodução factível.[28] É notável que, mesmo nos casos em que houve replicação, as dimensões do efeito (até onde a intervenção médica agiu em específico) diminuíram significativamente em sentido geral.[29]

O âmbito acadêmico da psicologia também sofre crise parecida — ao longo da década passada, estudos de replicação foram conduzidos em grande escala por vários laboratórios e tiveram taxa de replicação de no máximo 50%, quase sempre com diminuição no efeito.[30,31] Os princípios básicos da psicologia, achados facilmente em qualquer livro da área ou não, como "depleção do ego",[32] o poder do dinheiro sobre a pré-ativação comportamental,[33] o Experimento da Prisão de Stanford[34] e assim por diante, podem ser replicados ou produzem apenas efeitos ínfimos após análise minuciosa de dados.[35–37] Até o Efeito Dunning-Kruger,[38] em que pessoas com conhecimento ou experiência escassos em certa área superestimam sua própria competência exageradamente, pode ser um artefato estatístico.[39,40]

Isso deve deixar os neurocientistas bastante preocupados. Afinal, a neurociência é só uma maneira mais complexa de psicologia que tenta fundamentá-la na mecânica e dinâmica de um sistema hipercomplexo, o cérebro — órgão que permanece teimosamente escondido atrás de uma parede de ossos e uma questão com a qual a psicologia comum não tem de lidar. É por isso que a neurociência se orienta bastante pela neuroimagem, o que meramente adiciona mais fontes de variabilidade estatística e opacidade às já presentes na psicologia. Grande parte dos exames de neuroimagem feitos em seres humanos sequer analisa a atividade neuronal diretamente, estando longe disso (a fMRI** rastreia os níveis de oxigenação do sangue em partes do cérebro, não o disparo real dos neurônios). Assim, quando consegue fazê-lo, como pela eletrofisiologia, apenas obtém um percentual ínfimo de neurônios, gerando problemas na interpretação de resultados, além de vários tipos de dificuldades relacionadas a tamanho de efeito e amostras.[41] Entretanto, a credibilidade dada aos resultados gerados parece insondável. Em notório estudo de 2009,[42] um salmão morto foi posto dentro de um scanner de fMRI e exposto a uma de suas tarefas de praxe: a de "olhar" para fotos que mostram pessoas socializando. O peixe, bem solícito, mostrou resposta estatisticamente relevante a um pipeline de análise comum.

Mais importante e pouco discutido é que quase todos os efeitos relatados na neurociência são computados com base em padrões de atividade cerebral. Por quê? Porque os dados de um só teste de um experimento com neuroimagem são quase sempre caos total. Por isso, a suposição subjacente à maioria das pesquisas neurocientíficas é de que a constante variabilidade do cérebro pode ser suavizada pelo padrão. A suposição diz que, embora as respostas do cérebro a estímulos individuais pareçam variações em sua grande parte, a "verdadeira" estrutura da atividade neuronal se destacará para os experimentadores por meio do padrão entre várias respostas. Tal padrão é o que é relatado e discutido em quase todos os estudos neurocientíficos, mas há um problema: o cérebro em si não parece ligar para padrões, e os de atividade cerebral não parecem fazer diferença. Na verdade, são conceitos teóricos abstratos compilados por cientistas para uso em estudos, e o cérebro não os usa para *fazer* nada. São, em suma, meros artefatos criados por cientistas, e há reconhecimento crescente de que isso é um

** Imagem por Ressonância Magnética Funcional [N. do T.]

problema. Em 2021, pesquisadores identificaram dois critérios que, se o cérebro realmente se importasse com padrões, seriam verdadeiros:

> Confiabilidade: As respostas neuronais se repetem de maneira consistente em instâncias individuais de estímulo, de forma que o molde de resposta padrão a que se relacionam permaneça reconhecível às regiões inferiores.
>
> Relevância comportamental: Se uma resposta em ensaio clínico único se assemelhar mais ao molde padrão, será mais fácil para o animal identificar o estímulo ou ação corretos.[43]

Assim, o que é questionado é se (a) as respostas neuronais individuais podem ser seguramente identificadas como pertencentes a uma resposta padrão específica, e também se (b) quanto mais próxima for a ligação entre o ensaio individual e o padrão, melhor o animal realizará certa tarefa. Notem que, quando o pesquisador fez o teste, por fim nenhum dos critérios pareceu incontestavelmente verdadeiro. Ao correlacionar registros eletrofisiológicos de cérebros de camundongos ao comportamento deles, descobriu-se que era difícil relacionar a resposta a um estímulo específico em ensaio único ao padrão com o qual contribuía, e também que por mais que a resposta individual do cérebro correspondesse a um padrão, teria efeito quase nulo sobre o comportamento. Algo péssimo, pois mostra que as bases estatísticas usadas para criar artigos neurocientíficos são epifenômenos para o próprio cérebro — uma tentativa de entender um relógio examinando sua sombra.

A decadência profunda resultante do exame quase exclusivo de artefatos epifenomênicos surge no fracasso em traduzir as correlações da neurociência em bons presságios. Por exemplo, deveria ser possível prever fenótipos comportamentais (tipos ou classes de comportamento humano) com base na neuroimagem, tão usada em artigos. Pode-se até reduzir os parâmetros de exigência e aplicar aprendizado de máquina aos dados de neuroimagem e verificar se ele consegue distinguir vários fenótipos comportamentais usando as correlações disponíveis. Um exemplo específico pode incluir saber distinguir uma pessoa deprimida de uma sã apenas com dados de neuroimagem. Mesmo com enormes tamanhos de amostra para isso, como mil participantes, no fim das contas o uso de neuroimagem não é muito preciso.[44] É uma questão muito séria porque a neurociência, como disciplina, vem procedendo de forma totalmente "papai e mamãe", o que implica em professores universitários com meia dúzia de pessoas no laboratório, acesso a uma máquina de fMRI e duas dúzias de escaneamentos em estudantes para sabe-se lá que estudo. Isso se aplica a grande parte da neuroimagem e compõe o grosso da literatura neurocientífica (ao menos os aspectos dela que focam a cognição humana em vez de, digamos, o maquinário molecular de neurônios individuais). Por isso, os estudos médios feitos com neuroimagem têm amostras com cerca de 25 participantes. Há razões muito boas para se pensar que dezenas de milhares — ou milhões — seria um tamanho de amostra satisfatório para afirmações replicáveis. Fui abertamente contra isso na faculdade (para grande desgosto dos meus professores), e nos anos intermediários essa questão foi respaldada por pesquisas mostrando que são necessários milhares de indivíduos para se alcançar associações em todo o cérebro que fossem reproduzíveis.[45] Esse não é um critério que a maioria dos estudos de neuroimagem atenda. Fato em especial amedrontador é que, apesar de tudo, a área se desenvolve rapidamente e se fale pouco (comparando a outros âmbitos, como o da psicologia) sobre a bolha de replicação da neuroimagem.

Devido a esses problemas, a neurociência atual não se traduz muito bem em conhecimentos reais sobre o funcionamento do cérebro, o que pode ser visto ao se pedir que um neurocientista explique qualquer função cognitiva. Anotando-se a resposta e então pedindo-lhe que explique de novo, agora sem qualquer referência a uma localização espacial, sua desorientação será patente. "O discurso se processa na Área de Wernicke... Não, espere!" Sabe-se, grosso modo, como alguns processos sensoriais mais primitivos parecem funcionar, como ocorre a detecção de bordas pela visão. A superfície do cérebro. As regiões mais profundas permanecem um mistério, e além disso, algumas regiões parecem estar, estatisticamente, mais associadas a determinadas coisas do que a outras (portanto, "localizadas", embora o grau dessa localização seja discutível). Mas o que isso significa? O que o mero *envolvimento* nos diz além de quais regiões deve-se evitar durante uma neurocirurgia? Quase nada.

Tudo piora, já que o cérebro é bastante plástico. No córtex visual dos macacos, cerca de 7% dos botões sinápticos são renovados semanalmente[46] (botões são o ponto de contato próximo entre axônios e dendritos, onde a comunicação entre dois neurônios ocorre). Isso se passa em uma região com arquitetura supostamente estável que só realiza processos visuais iniciais que já devem estar completos na vida adulta, como a detecção de bordas e contornos. Mas esse incrível nível de plasticidade, mesmo em adultos, torna muitos dos objetivos básicos da neurociência ilógicos, como o rastreio de "representações" no córtex: identificar neurônios que, de modo seletivo, disparam apenas diante de certos conceitos, como fotos da avó.[47] Pesquisas recentes mostram que há "deriva representacional", na qual todas as localizações aparentemente importantes identificadas pela neuroimagem de regiões do cérebro ao que leva neurônios individuais serem seletivos, são instáveis — flutuam e mudam com o tempo, variando não só de um indivíduo a outro, mas também com o passar dos dias em um organismo. Isso ocorre tanto em regiões complexas de nível mais alto do córtex quanto em arquiteturas de nível mais baixo e pelo visto mais "estáveis", como o córtex visual primário.[48] Logo, o local onde uma função específica é realizada flutua pelo cérebro como uma nuvem que se move devagar, o que não é nenhuma anomalia biológica única — pesquisadores constataram que é algo muito parecido com a flutuação em redes neurais artificiais, onde as funções dos neurônios artificiais individuais se deslocam ao passo que a rede aprende.[49] O território muda mais rápido do que se consegue mapeá-lo.

Devido a questões como essa, a dura realidade é que a maioria dos neurocientistas passa toda a carreira se debatendo em uma lama estatística. Assim que a bolha de replicação da neuroimagem inevitavelmente estourar em algum momento nas próximas duas décadas, a neurociência deve tomar muito cuidado, pois seus problemas vão além de as descobertas não poderem ser reproduzidas, dos tamanhos de efeito serem minúsculos, de cada laboratório usar uma metodologia diferente, de pequenas alterações na metodologia levarem a grandes mudanças nos desfechos, ou de os neurocientistas reinterpretarem resultados à medida que avançam em um fenômeno que vem sendo chamado de "Jardim de Caminhos que se Bifurcam" — em que escolher entre permutações infinitas na reta final de um experimento só leva a resultados estatisticamente inexpressivos.[50] Campos científicos sob pressão tendem a se concentrar em metodologias técnicas, em aprofundar questões como pré-registro de estudos, identificar casos claros de "p-hacking", tentar evitar a escolha seletiva de resultados, aumentar o tamanho das amostras de estudos e proibir cientistas de criar hipóteses que se adequem a dados já coletados.[51] Tudo isso deve ser corrigido, mas geralmente quando uma ciência não sabe o que fazer ou aonde ir, fica obcecada com o aprofundamento da metodologia: como se a ciência fosse mero algoritmo, como a montagem de móveis, um processo que, sendo elaborado para agir com rigor, garante êxito imediato para tudo o que o algoritmo produzir, o que não procede. Na ciência, como em todas as empreitadas humanas, uma flecha não acertará um alvo inexistente.

Qual seria o alvo da flecha da neurociência moderna? A incerteza causada pela pergunta se revela nas alternâncias da terminologia que os neurocientistas empregam regularmente. O jargão muda de maneira amorfa de um subcampo a outro, na maioria das vezes com base nos mesmos fenômenos empíricos. Se uma região do cérebro responde a estímulos externos com alguma mudança no disparo neural, dependendo do subcampo, essa resposta poderá se chamar "computação", "representação", "armazenamento", "resgate", "repetição", "processamento" ou "transmissão de informação". O termo escolhido também depende da história que os autores querem contar; raramente denota diferença relevante na atividade neural observada. Quase sempre, tudo o que um neurocientista pode de fato dizer é que houve mudança na atividade neural. Portanto, quando cientistas tentam entender as Grandes Questões da neurociência, como "De que forma o cérebro processa informações?", esbarram em problemas insolúveis, pois os métodos da disciplina só detectam o que se busca com nomenclatura consistente.

Pode-se argumentar que as falhas da neurociência tradicional são simplesmente provenientes da imaturidade de nossa habilidade de intervir e observar o funcionamento do cérebro. Sem dúvida, conforme a tecnologia avançar e nossa capacidade de modelar e mapear as conexões do cérebro melhorar, esses serão apenas desafios temporários.

Infelizmente, não, pois são questões que vão além da escassez de nossas ferramentas. No artigo de 2017 chamado "Could a Neuroscientist Understand a Microprocessor?"[52], pesquisadores usaram um sistema modelo para testar a habilidade da neurociência de compreender sistemas bem menos complicados do que o cérebro. Eles se aproveitaram do fato de o microchip MOS 6502 — que era usado nos anos 1980 para alimentar Nintendos — ter sido perfeitamente reconstruído (como modelo de computador) por entusiastas da retrocomputação. Apesar de ter apenas 3.510 transistores, o eficiente microprocessador simulado ainda rodava alguns jogos: Space Invaders, Donkey Kong e Pitfall.

Fingindo não entender a função do chip, os pesquisadores usaram todas as técnicas comuns da neurociência: verificação da conectômica (ou diagrama de fiação do chip); realização de "lesões" nos transistores do chip, imitando os estudos de ablação; análise do comportamento individual dos transistores com técnicas normalmente usadas na análise de neurônios (como taxa de disparo ou curvas de ajuste); correlação dos transistores entre si em pares; cálculo da atividade do chip em voxels semelhantes a fMRI em pequena região local, técnicas matemáticas complexas muito usadas por neurocientistas e análises esotéricas como redução de dimensionalidade e causalidade de Granger. Mesmo conhecendo todo o diagrama de fiação e tendo acesso a todas as informações em microescala que *gostaríamos* de ter sobre o cérebro, as conclusões dos pesquisadores sobre o conjunto de técnicas que a neurociência oferece são insignificantes ou, em alguns casos, enganosas, como o fato de, durante o "lesionamento" iterativo, a retirada de cerca de 50% dos transistores (1.565) ter tido impacto zero, e os outros 50% (1.560) terem destruído o chip. Parte ínfima das lesões vinha de jogos, como a descoberta de que 98 transistores, se lesionados, causavam falha na inicialização de Donkey Kong (sem impacto em outros jogos). Aha! Será que os transistores representavam ou computavam o jogo? Na verdade, não. A razão que levou Donkey Kong a não inicializar em caso de "lesões" nada tinha a ver com o fato de ser um jogo — o que representava sua função ou seu processamento de informações —, mas se devia a um acaso envolvendo o código de backend. As outras ferramentas na caixa da neurociência levaram a resultados igualmente obscuros que, caso levados a sério, fariam os pesquisadores se verem em situações absurdas e confusos becos sem saída. Flechas estavam sendo disparadas na direção de alvos inexistentes.

Os neurocientistas supõem que comportamentos de saída de algoritmo simples e detectável — um conjunto de caixas e flechas que pode ser visualizado e compreendido — podem descrever tal qual um diagrama de engenharia como certas partes do cérebro funcionam. Por que tal conjetura? Pesquisa feita em redes neurais artificiais (RNAs) mostra que à medida que elas aumentam de tamanho, gradualmente se tornam uma "caixa preta" na qual não há diagrama de engenharia que explique o que faz o quê, exceto o sistema como um todo, que é imenso e impenetrável. Quando se fala em uma rede interativa com bilhões de parâmetros, perguntar "O que faz o quê?", "Onde esta informação é processada?" ou "Em que este nó contribui?" não faz sentido.[53] Não se sabe como os modelos de muitos parâmetros que mostram sinais iniciais de inteligência geral, como o GPT-4 ou o PaLM do Google, de fato funcionam. Só se sabe que o fazem, já que muitas vezes não há algoritmo compressível implementado por uma RNA.

Aplicar o mesmo raciocínio à neurociência conduz a desconfortáveis conclusões. Muitas vezes, os neurocientistas evitam diligentemente tais discussões, já que perguntar "Como o cérebro realiza a transformação entre entrada e saída?" é uma versão bem mais complexa da mesma pergunta quando feita às RNAs, e por intermédio delas sabemos que, em princípio, há muito pouco a ser dito sobre o assunto (com acesso completo e perfeito ao conectoma, ou diagrama de fiação, da RNA, que difere do cérebro, que nos chega fragmentado por meio de cirurgias invasivas ou neuroimagem de granulação grosseira). Portanto, o problema não é a falta de dados sobre o cérebro. É a abordagem.

Mas como isso é possível quando há uma profusão de atividades neurocientíficas em andamento? Cientistas do mundo todo estão obtendo seus diplomas, colocando gente em scanners cerebrais e executando programas MATLAB. Há muitos artigos novos sendo publicados todo ano, bem como as prestigiadas aparições na *Nature* e na *Science*. No entanto, muito pouco disso se traduz em compreensão essencial.

Deve-se perguntar: se flechas estão sendo disparadas na direção de alvos inexistentes, qual será o alvo certo?

O Alvo que a Neurociência Errou

Há duas visões fundamentais da ciência: a incrementalista e a revolucionária. Os grandes analisadores da ciência podem ser divididos em incrementalistas, como Karl Popper, que achava que a ciência avançava pelo lento processo do falsificacionismo,[54] e os revolucionários, como Thomas Kuhn, que dizia que as mudanças de paradigma afastavam as velhas ciências e tornavam seus resultados anteriores incompatíveis com o novo paradigma.[55] Há também os moderados que defendem um meio-termo, como Imre Lakatos, filósofo da ciência nascido na Hungria do século XX.[56]

A visão lakatosiana da ciência conceitualiza as teorias científicas como tendo um conjunto de princípios básicos protegidos por uma gama externa de princípios mutáveis para que quando uma previsão for falsificada, a gama externa se adapte. É só em tempos de mudanças radicais que os princípios básicos são revogados e um outro conjunto os substitui. Isso evita que uma visão predominante se torne demasiado frágil e uma só ocorrência de qualquer tipo de falsificação possa revogar todo um paradigma. Por isso, a visão lakatosiana da ciência foi descrita como "falsificacionismo refinado", que é, essencialmente, um meio-termo entre Kuhn e Popper.

Talvez Imre Lakatos endossasse uma abordagem intermediária por já haver experimentado todos os tipos de opiniões, do jovem radical revolucionário ao viés cético político mais velho — ele aprendeu o valor de moderar suas opiniões. Na juventude, era comunista e ajudava na derrubada do governo húngaro (chegando a convencer uma jovem moça a cometer suicídio para proteger segredos comunistas), além de informante e célebre membro da polícia do pensamento no governo pós-revolução. É possível que, na meia-idade, a exposição de Lakatos à obra de Karl Popper tenha de fato mudado sua atitude em relação ao comunismo, pois ele pode ter suspeitado que os fracassos históricos do marxismo, como os gulags, a fome e utopias malsucedidas tivessem efetivamente "falsificado" a teoria.[57] Após fugir da Hungria, mais velho e vivendo na Grã-Bretanha, Lakatos se posicionou contra os excessos do comunismo e, de certa forma, contra seu antigo eu. Em que momento sua visão ideológica do mundo finalmente se tornou incompatível com o que se passava ao redor e houve a falsificação final?

Admito ser um kuhniano simpatizante das ideias lakatosianas a respeito de como os cientistas que defendem e desenvolvem teorias de fato agem. Isto é, acho que, ao menos em termos gerais, a progressão da República das Letras que agora chamamos de "ciência" implica ir de um campo pré-paradigmático a um pós-paradigmático (ou talvez, no caso dos lakatosianos, alternar entre o espectro pré e pós-paradigmático). As ciências pós-paradigmáticas são marcadas pela falta de esquisitice — afirmo que a química é, dada a atitude complacente dos que a estudam na universidade, bem normal, um verdadeiro subúrbio da ciência em que experimentos são feitos sem debate filosófico ou existencial. Não é o caso da neurociência.

Em geral, um campo muda de pré-paradigmático para pós-paradigmático mediante apresentação de alguma nova Grande Teoria. Daí o *annus mirabilis,* de Einstein: o ano dos milagres. A teoria evolucionária de Darwin em *A Origem das Espécies* ou o modelo atômico de Rutherford são exemplos dessas Grandes Teorias. Um campo é pré-paradigmático sobretudo quando em crise, esta derivando de alguma profunda e obscura questão que influencia tudo, mas é ignorada. O próprio Thomas Kuhn, ansiando pelo novo, define elegantemente as crises nos campos pré-paradigmáticos em *A Estrutura das Revoluções Científicas*:

> Se a consciência da anomalia desempenha um papel na emergência de novos tipos de fenômenos, ninguém deveria surpreender-se com o fato de que uma consciência semelhante, embora mais profunda, seja um pré-requisito para todas as mudanças de teoria aceitáveis. Penso que a esse respeito a evidência histórica é totalmente inequívoca. A astronomia ptolomaica estava numa situação escandalosa antes dos trabalhos de Copérnico. As contribuições de Galileu ao estudo do movimento estão estreitamente relacionadas com as dificuldades descobertas na teoria aristotélica pelos críticos escolásticos. A nova teoria de Newton sobre a luz e a cor originou-se da descoberta de que nenhuma das teorias pré-paradigmáticas existentes explicava o comprimento do espectro. A teoria ondulatória que substituiu a newtoniana foi anunciada em meio a uma preocupação cada vez maior com as anomalias presentes na relação entre a teoria de Newton e os efeitos de polarização e refração. A termodinâmica nasceu da colisão de duas teorias físicas existentes no século XIX e a mecânica quântica de diversas dificuldades que rodeavam os calores específicos, o efeito fotoelétrico e a radiação de um corpo negro. Além disso, em todos esses casos, exceto no de Newton, a consciência da anomalia persistira por tanto tempo e penetrara tão profundamente na comunidade científica que é possível descrever os campos por ela afetados como em estado de crise crescente. A emergência de novas teorias é geralmente precedida por um período de insegurança profissional pronunciada, pois exige a destruição em larga escala de paradigmas e grandes alterações nos problemas e técnicas da ciência normal... O fracasso das regras existentes é o prelúdio para uma busca de novas regras.[58]

No âmbito da neurociência, a anomalia e o fracasso das regras vigentes, ambos apontando para a necessidade de uma futura mudança de paradigma, é a diferença entre atividade neurológica consciente e inconsciente. Ainda não há limites ou fronteiras que possam ser desenhados em um mapa do córtex que tenham a capacidade de mostrar quando a atividade neurológica atravessa do extrínseco para o intrínseco. É por isso que a neurociência parece andar em círculos: ainda não criou uma Grande Teoria e está atolada em um lamaçal por ignorar todo o propósito evolutivo do cérebro, sua própria razão de ser — manter o fluxo de consciência. Cada região ou módulo se mantêm ativos e precisam do fluxo de consciência para tomar decisões sensatas — a consciência está em todo o cérebro e é ponto de referência para todas as outras funções cognitivas. É o elefante no cérebro que, cegamente, os neurocientistas notam apenas em parte.

A Consciência É o Propósito do Cérebro

Em vez de encarar de frente o problema de detectar como a consciência funciona, a neurociência moderna vai em uma direção que talvez o próprio Galileu visse como imoral: fingir que o problema não existe. Para facilitar a administração da mente, a neurociência vem minimizando a importância da consciência — provavelmente porque, quer haja ou não necessidade de novos paradigmas, a ciência como sistema acadêmico simplesmente não pode esperar por eles. Mesmo sem poder progredir, a ciência é forçada por suas instituições a aparentar evolução.

É por isso que neurocientistas, cientistas cognitivos, psicólogos e filósofos tentam minimizar a anomalia que a consciência representa para a neurociência ao sugerirem que ela é uma espécie de subsistema mínimo do cérebro, sem informações e quase inútil. O vapor de uma máquina a vapor. Um chapéu em cima de um chapéu.

Porém a relevância da consciência para a neurociência não pode ser ignorada por muito tempo. Consideremos o fenômeno da "cegueira à mudança", que muitas vezes é retratado nos livros de psicologia como implicando a "cegueira" (ou inconsciência) em relação a quase tudo no mundo, exceto a um foco ínfimo de atenção. Exemplos clássicos incluem experimentos em que as sacadas oculares dos participantes (os micromovimentos de seus olhos) são monitoradas enquanto eles leem o que está em uma tela. Enquanto isso, letras ou palavras distantes de onde a fóvea (o ponto central de alta resolução da visão) as acompanha são minuciosamente alteradas. Os participantes não percebem pequenas mudanças na disposição das letras, mas fica claro que alterações mais drásticas são notadas — sem que isso seja divulgado, pois não é vantajoso publicar um artigo que diga "Sim, temos visão periférica e de fato vemos o que se passa à nossa frente", enquanto é muito interessante afirmar que não vemos o que achamos que vemos. Você certamente tem consciência do cômodo onde está lendo agora — se algo de súbito se movesse em sua visão periférica, você veria. Você vê o cômodo, mas de forma mais granulada do que aquilo que está em foco. Ainda que muitos cientistas cognitivos argumentem que não há visão em cores na região periférica da experiência visual, isso é só mais um neuromito — com os experimentos certos, pode-se distinguir cores exatamente nessa área do campo de visão.[59] O mesmo se aplica à identificação de objetos na região periférica, indicando uma representação relativamente detalhada do espaço que atravessa o campo de visão, embora conjuntos lotados de objetos complicados muitas vezes sejam "agrupados" na região periférica — novamente, a mesma conclusão a que chegaríamos se refletíssemos a respeito da nossa experiência consciente em si.[60] Nossa própria sobrevivência como organismos depende de nosso fluxo de consciência ser estável e rico em informações. Há muitos exemplos disso, como quando cientistas pediram que determinados rostos fossem procurados em meio a multidões, e mesmo os que não eram alvos da busca e apareciam depressa eram lembrados depois, mostrando que os seres humanos realmente armazenam até os mínimos detalhes do fluxo de consciência, pelo menos a curto prazo.[61]

Com certeza, é absurdo que a neurociência se encontre em condições tão desfavoráveis que eu precise dizer às pessoas que elas efetivamente estão vivenciando o que acham que estão. No entanto, esses são os fatos. Como se presume na vida cotidiana, a consciência é deveras muito rica em informações, e a fenomenologia, a estrutura da experiência consciente, é vasta e intrincada, e quase tudo no cérebro a utiliza.[62] Pode-se simplesmente refletir sobre a consciência visual que se tem do espaço ao redor, a fenomenologia do campo de visão. Tal consciência está por completo ocupada, geralmente por várias coisas diferentes, e todo ponto se relaciona de alguma forma com os outros. Mesmo ao se olhar para uma tela preta, as experiências espaciais estão "ocupadas" pelo pontilhismo da percepção.[63]

A vastidão de informações da consciência pode, na verdade, ser medida, ou ao menos estimada, em termos de suas reais dimensões. Como observado por Giulio Tononi, meu orientador na universidade, no momento apenas uma experiência consciente específica sua ocupa espaço, descartando todas as outras que você possivelmente tenha vivido.[64] Isso significa que você está lendo este texto agora, não assistindo a um filme, e até mesmo cada quadro de cada filme é apenas um pequeno subconjunto das muitas experiências conscientes diferenciadas que você poderia ter. O matemático Claude Shannon, considerado o pai da teoria da informação, descobriu que as informações vêm do descarte de alternativas. O lado de uma moeda tem determinada informação porque descarta uma alternativa, podendo-se responder com sim ou não uma só pergunta sobre ele. Quantas perguntas desse tipo determinada experiência consciente geraria? A resposta é bastante ampla.

Com o reconhecimento da importância primária da consciência para as funções cerebrais, o que significaria para a neurociência se tornar uma disciplina pós-paradigmática? Devemos perguntar como se começássemos do zero: o que de fato significa entender o cérebro?

Uma analogia. Ao olharmos na direção do mundo físico, inicialmente vemos uma desnorteante tapeçaria de movimentos, do cair de folhas à água corrente em uma pia. Todavia, sabe-se agora que há ações coerentes por trás da variação e diversidade de cada fenômeno. Portanto, a melhor maneira de compreender o mundo físico não é mediante correlações estatísticas, mas pelas regularidades que chamamos de "Leis da Física". Apesar de haver grande variedade de aparências e expressões na vasta fenomenologia da natureza, tudo em todo lugar presumivelmente segue certo ritmo lógico. A cada segundo e nanossegundo do tempo, o mundo se descortina de acordo com essas leis ocultas.

O mesmo deve se passar com o cérebro, onde algo lógico governa a rede flexível e em constante mudança da atividade neural. Lá, as leis de alto nível que regem a dinâmica neural são as da consciência.

Não que tais leis suplantem ou contradigam as leis físicas subjacentes do cérebro mais do que a Lei do Menor Movimento na escala clássica o faça com as leis da mecânica quântica. Há no cérebro, possivelmente em mesoescala espacial-temporal (superior aos neurônios, inferior a regiões inteiras do cérebro), um conjunto de seguimentos lógicos baseados na consciência, e essas são as leis ocultas por trás da aparência variada da dinâmica neural. A observância dessas leis cria uma estrutura que chamamos de "experiência". Assim, a abordagem correlacional padrão da neurociência é, em grande parte, irrelevante. É como tentar entender o aspecto físico observando apenas correlações — que estão presentes e são infinitas, mas também inúteis sem a teoria. A regra de ouro da ciência ainda é a coerência, o que significa que uma visão pós-paradigmática do cérebro não deve ser estatística, mas coerente. Simplificando — no nível mais alto e em termos de ciência básica, há essencialmente apenas três descobertas neurocientíficas com as quais nos importamos: (a) os mecanismos biológicos cerebrais subjacentes à cognição (como os tipos de neurônios, a conectômica, o estudo molecular das sinapses); (b) as regras de aprendizado do cérebro, que especificam como seu espaço de alta dimensionalidade reservado às conexões neuronais evolui; e (c) como a atividade no espaço de alta dimensionalidade coerentemente dá origem a certas experiências conscientes. Dessas, (c) é o aspecto mais ignorado da neurociência hoje.

Assim como o geneticista Theodosius Dobzhansky salientou que "nada na biologia faz sentido, exceto à luz da evolução",[65] algum dia ficará claro que nada no cérebro faz sentido, exceto à luz da consciência.

CAPÍTULO 5

As Duas Casas da Pesquisa da Consciência

Por que a consciência foi ignorada por tanto tempo? Como no xadrez, o movimento de um campo científico das margens do tabuleiro para o centro implica mudanças significativas, e a pesquisa da consciência tem se aproximado cada vez mais do ponto central nas últimas décadas, embora tenha começado não nas margens, mas fora do tabuleiro.

A consciência foi um tópico científico proibido em quase todo o século XX, sendo necessários dois prêmios Nobel para poder ser discutida livremente, apesar de as honrarias nada terem a ver com o cérebro ou seu funcionamento. O primeiro prêmio foi concedido devido à descoberta da estrutura do DNA, e um dos premiados em 1962 foi Francis Crick. O segundo prêmio se deveu à descoberta da estrutura dos anticorpos, e um dos laureados em 1972, dez anos depois, foi Gerald Edelman. Enquanto seus objetos de estudo evoluíam, Francis Crick e Gerald Edelman se interessaram por outras disciplinas. A biologia molecular e o sistema imunológico, terrenos desbravados por eles, foram extensivamente estudados e tiveram seus limites traçados, o que deixou os dois exploradores cercados de meros cartógrafos. Crick e Edelman ansiavam por terras desconhecidas, já que o espaço vazio no mapa da ciência e sua maior lacuna eram a consciência.

Então Gerald, o americano, e Francis, o inglês, escolheram recomeçar na Califórnia. Ambos foram para San Diego; Gerald Edelman transferindo a organização que havia fundado, o Neurosciences Institute, e Francis Crick indo para o Salk Institute, que ele tinha ajudado a fundar. Apesar da proximidade física e dos interesses em comum, os dois mais pareciam rivais do que colaboradores. Conhecidos por suas personalidades marcantes, tiveram atritos pessoais e profissionais durante décadas. Todavia, o maior desafio dos dois era enfrentar a comunidade científica com o objetivo de garantir um lugar para o estudo da consciência nos domínios da ciência.

Até os anos 1990, a pesquisa sobre a consciência não era vista como ciência "correta". Contudo, tanto a neurociência quanto a psicologia em seus primórdios afirmavam que a consciência era o fenômeno que as interessava. Em 1890, publica-se a obra vanguardista *Princípios de Psicologia*, de William James, na qual é cunhado o termo "fluxo de consciência". Já nos anos 1920, tais abordagens são duramente criticadas por sua dependência da introspecção, e um aluno de Harvard chamado B. F. Skinner estava destinado a se tornar seu mais proeminente crítico. Abandonando precocemente a vida acadêmica para ir morar com os pais, decidira escrever o próximo Grande Romance Americano.

(É irônico que, de tantos produtos culturais, os romances tenham conexão especial com a consciência. Por fim, talvez inevitavelmente, Skinner se desiludiu com suas habilidades literárias e decidiu rejeitar a consciência, considerando-a irrelevante para a ciência. Talvez a história da pesquisa da consciência houvesse sido bem diferente se Skinner tivesse enveredado pela nova e extrínseca abordagem cinematográfica.)

Retornando à pesquisa da psicologia, Skinner logo se tornou o mais expressivo defensor de uma forma radical de behaviorismo, argumentando que os organismos eram meras caixas pretas de entrada/saída e que qualquer menção à perspectiva intrínseca era anticientífica, não muito diferente do paganismo ou da astrologia. Se há um vilão da pesquisa da consciência, é Skinner: romancista fracassado e detrator da perspectiva intrínseca, a popularidade de sua abordagem relegou a consciência ao status de pseudociência e por quase um século extirpou da psicologia a ideia do "fluxo de consciência" e de tudo o mais que fosse intrínseco. Para sobreviver como ciência, a psicologia só manteve os elementos básicos da consciência — atenção, memória, percepção e ação — descartando o domínio onde existem, precisamente o que lhes dá forma, estabelece uma relação entre eles e os separa uns dos outros.

Em resposta ao ceticismo que havia dominado gerações inteiras de cientistas, Crick e Edelman usavam, em essência, o mesmo argumento: que a consciência é um fenômeno natural produzido pelo cérebro e, portanto, está na alçada da ciência. Porém as estratégias eram diferentes, assim como os dois homens o eram em termos de temperamento. Tomando cuidado para evitar o caos filosófico e a repetição da ascensão do behaviorismo já ocorrida na história da psicologia, Francis Crick defendia a busca do que chamava "correlatos neurais da consciência", deixando claro que sua área não lidava com debates metafísicos, mas com mudanças na consciência correlacionadas com as dos estados cerebrais. Como defendido por Crick em seu livro *A Hipótese Espantosa: A Busca Científica da Alma*,[1] os neurocientistas deveriam atuar humilde e empiricamente, como se organizassem um grande livro-razão contendo o mapeamento dos estados cerebrais como estados conscientes. Se seria necessário algum trabalho extra após a elaboração do livro era outra história; primeiro, a tarefa principal. Da mesma forma, Crick esteve à frente de uma abordagem essencialmente empírica, com hipóteses puerilmente simplistas para quais seriam os correlatos neurais da consciência, que ele de início propôs envolverem a banda gama de atividade de ondas cerebrais no córtex visual (com neurônios oscilando em determinada frequência).[2] O que estava implícito era que Crick não se importava se as primeiras hipóteses científicas sobre a consciência iriam ou não explicar o que se queria saber, mas se poderiam ser testadas e deixariam bases sólidas para a atuação dos empiristas .

Gerald Edelman adotou uma abordagem diferente. Sempre fora fã de grandes teorias, em especial as quantitativas ou formais que explicassem fenômenos naturais. Afinal, isso o tinha levado a ganhar um Nobel. O sistema imunológico enfrentava um paradoxo aparentemente impossível: dada uma variedade infinita de vírus e invasores em constantes mutações e mudanças, como o sistema imunológico poderia ser pré-programado? A teoria de Edelman ajudou a revelar a resposta: o sistema imunológico possui imensas reservas de anticorpos gerados aleatoriamente que vagam em diminutos grupos e são demasiado pequenos para influírem ou pararem uma invasão. Entretanto, no momento em que um anticorpo se atraca com uma força invasora, o sistema imunológico passa por um processo de seleção que faz cessar o desenvolvimento de outros anticorpos e impulsiona maciçamente a produção do anticorpo capaz de enfrentar a invasão. Seleção em um aglomerado de variabilidade. As forças do darwinismo atuam em nossas próprias correntes sanguíneas. É uma elegante resposta teórica, e Edelman esperava encontrar resposta de igual teor para a consciência em si.

Primeiro, procurou em lugar parecido, postulando que o cérebro operava com um tipo de seleção e salientando a imensa diversidade individual de conectividade cerebral já no nascimento. O cérebro de um bebê é bem mais conectado do que o de um adulto. Da vastidão de padrões formados no nascimento, um subconjunto é selecionado ao ser reforçado pela aprendizagem enquanto os demais são rejeitados para que os afortunados padrões escolhidos fiquem em evidência. Esses padrões sobreviventes se tornam conceitos, comportamentos e outros elementos fundamentais da mente.[3]

Enquanto o que Edelman por fim chamou de "darwinismo neural" se desenvolvia, ele passou a vincular a teoria à consciência. Na obra *The Remembered Present* (o título vem da descrição que William James fez da consciência), Edelman defendia que o conjunto de conceitos no cérebro, concebido pelo darwinismo neural, se dedicava a uma espécie de interação de um lado a outro, e à medida que essas dinâmicas eram alocadas na memória, um tipo de "presente lembrado" se formava, o que era chamado "consciência".[4] A teoria foi criticada por Francis Crick, que depreciativamente a chamou de "Edelmanismo neural",[5] acirrando os ânimos entre os dois homens. Mais tarde, Edelman passou a examinar a complexidade da atividade neural, ajudando a desenvolver operações matemáticas que mensurassem diretamente o nível da consciência e de novo adotando uma abordagem baseada na teoria, já que ele focava mais a dinâmica e menos a organização anatômica.

No espaço aberto pelos vencedores do Nobel, uma ciência da consciência começou a se enraizar. Na metade dos anos 1990, Edelman e Crick, assim como outros nomes de peso no meio científico que se interessavam pela consciência, como o físico Roger Penrose, tinham despertado interesse o suficiente para que fosse criada uma conferência anual chamada *Toward a Science of Consciousness*. Penrose tinha certeza de que a resposta para o mistério da consciência estaria na física, propondo que o cérebro misteriosamente usava superposição quântica para resolver problemas normalmente insolúveis. Porém, desde o início, as tensões inerentes à área estavam presentes na luta para estabelecer limites entre ciência e pseudociência. O grupo de Roger Penrose, cujo foco era a física quântica, dominaria a conferência até que, duas décadas depois, os críticos mais ferrenhos do evento começaram a acusá-lo de ser um retiro de verão onde Deepak Chopra dava autógrafos.

Até hoje, grande parte da pesquisa financiada e sancionada da consciência é povoada pelos descendentes intelectuais de Crick e Edelman, e aqueles que trabalharam diretamente com os dois continuam a definir o campo. Devido à influência deles, a pesquisa da consciência se dividiu entre os empiristas (a casa de Crick), cujo foco são imagens cerebrais e descoberta dos correlatos neurais da consciência, e os teóricos (a casa de Edelman), que fazem propostas quantitativas e formais para mensurar o conteúdo e o nível da consciência. Membros de ambas as casas são professores titulares em grandes universidades voltadas para a pesquisa e, para investigarem a consciência, recebem financiamento da National Science Foundation, do National Institutes of Health e até do Departamento de Defesa dos Estados Unidos. Nem Crick nem Edelman alcançaram o segundo grande avanço científico que originalmente buscavam; em vez disso, o avanço recolocou a consciência no âmbito da ciência após quase um século de ausência.

Com a área da pesquisa da consciência inaugurada, Francis Crick morreu em 2004 de câncer de cólon. Com novo atraso de dez anos em relação ao rival vencedor do Nobel, Gerald Edelman morreu de câncer de próstata em 2014, seguindo Francis até o ponto mais vazio do mapa.

A Casa de Crick

A casa de Crick indaga: o que é o livro-razão de correlações entre estados cerebrais e certos estados da consciência?

Primeiro, há duas dimensões da consciência: os níveis (desperta, sonhando, ausente etc.) e os conteúdos específicos (imagens, sons, memórias etc.). Uma das preocupações centrais da casa de Crick e uma de suas maiores dificuldades tem sido isolar os conteúdos da consciência como variáveis experimentais (algo mais fácil com os níveis). Nas últimas três décadas, um sutil jogo de isolamento e controle tem sido jogado na literatura, e seu objetivo é tentar apontar a diferença ímpar entre processamento consciente e inconsciente de estímulos no cérebro.

Exemplificando, digamos que se exiba uma imagem perceptualmente bistável, como o famoso Cubo de Necker, ilusão de ótica que "vira" ao se observá-la por certo tempo. Então, pede-se que um participante clique no botão esquerdo ao ver o plano superior do cubo "à frente", e no direito ao vê-lo "ao fundo". O mero ato de clicar no botão direito ao se ver uma imagem e no esquerdo ao se ver outra indica que as diferenças nos córtices parietal e motor são lançadas nos dados, pois clicar em um botão requer atividade na área motora que é distinta da que ocorre ao se clicar em outro. Pior é os participantes terem de tomar uma decisão cognitiva consciente para clicarem de determinada maneira. Tal escolha ou a percepção são mensuradas? Ou seja, o relato da consciência interfere em seu próprio isolamento como variável, o que indica haver efeito do observador: para se obter informações da consciência é necessário um relato, o que todavia impacta seu isolamento.

Daí os "paradigmas sem relato". Nesses casos, o pesquisador se orienta por algo automático que primeiro é mostrado como estando estreitamente vinculado aos relatos verbais, e então descarta os relatos por completo assim que um acoplamento é estabelecido. Por exemplo, uma ilusão clássica que alterna entre perspectivas pode inicialmente ser, mediante relato, correlacionada a reações sutilmente diferentes na pupila dos participantes quando eles veem cada uma delas. Assim, o indivíduo nem precisa relatar quando a perspectiva da ilusão muda para que os pesquisadores saibam o que ocorre em seu cérebro durante as mudanças. De modo irônico, a lição mais importante aprendida com esse jogo de controle de dados é que os correlatos neurais da consciência são relativamente restritos. O córtex visual parece processar a experiência visual consciente, o córtex auditivo processa sons, e assim por diante. Quanto mais se busca esse controle, como se faz com os relatos, mais difícil fica identificar os efeitos da consciência.[6]

Quando universitário, eu tinha acesso a um laboratório de EEG* para fazer experimentos e queria replicar um estudo em que quase todos os tipos possíveis de métodos de controle haviam sido usados para isolar a consciência. O estudo afirmava que apenas a área pré-frontal do cérebro mostrava diferença entre estímulos inconscientes e conscientes ao se controlar o desempenho na tarefa em si.[7] Porém o estudo tinha gerado imagens dos cérebros dos participantes com fMRI, cuja resolução temporal é muito baixa, e eu queria usar EEG, que tem resolução temporal melhorada em várias ordens de magnitude. Ao contrário do estudo original e devido à nossa metodologia distinta, vimos diferenças bem claras na parte posterior do córtex (o córtex visual). Primeiro o indivíduo via um ponto, e depois o brilho de um estímulo (um quadrado), e então outro estímulo (um diamante) que escondia o

* Eletroencefalograma. [N. do T.]

anterior (por isso, às vezes os indivíduos viam e às vezes não viam o estímulo original), e a atividade no córtex visual refletia isso perfeitamente. Mesmo assim, o artigo estava sendo preparado para publicação; também percebi que por mais que nos esforçássemos, sempre deixaríamos escapar uma variável: no caso de ocultação eficaz, o indivíduo via um ponto e depois a coisa oculta, e no caso de ocultação malsucedida, o indivíduo via primeiro um ponto e depois os estímulos (quadrado ou diamante), e só então a coisa oculta. Na linguagem de William James, o primeiro caso seria o de um fluxo de consciência que conteria duas percepções sucessivas, já o segundo conteria três. Eu não estava comparando uma percepção consciente a uma inconsciente, mas sim ver duas coisas em sequência a ver três coisas em sequência! Meus coautores e eu nunca publicamos os resultados, apesar de centenas de artigos publicados terem usado métodos similares para fazer afirmações sobre a consciência. Uma pergunta me assombra desde então: se a consciência é um fluxo, é o ambiente onde outros processos psicológicos ocorrem, será possível isolar um ambiente?

É devido a problemas assim que a busca pelos correlatos neurais da consciência provavelmente não será motivada por uma simples revelação experimental, como uma descoberta que conduza naturalmente a uma teoria específica. É compreensível que Francis Crick já esperasse isso — afinal, ele e James Watson concluíram seu famoso artigo elucidando a estrutura helicoidal do DNA com o sempre citado e subestimado reconhecimento de que "não nos escapou que o pareamento específico postulado por nós imediatamente sugere um possível mecanismo que copia o material genético". Assim, a evidência empírica da estrutura do DNA prontamente apontou para a ampla teoria de sua função — em uma sucessão lógica de acontecimentos.[8]

No entanto, é improvável que seja o caso do cérebro. Acreditamos em dados extremamente abrangentes com certeza moderada, como a diferença entre consciência e inconsciência envolver a grande complexidade da atividade neural.[9,10] Todavia, esse tipo de associação profusa não traz nenhum insight específico para a consciência. Se o objetivo da casa de Crick for simplesmente criar um mapa o mais detalhado possível sem buscar uma revelação experimental, surge um outro problema: os correlatos neurais da consciência têm suas próprias dificuldades *mais* todos os problemas da neurociência convencional e pré-paradigmática (que, por sua vez, lida com todos os problemas da psicologia). Ao longo de 412 estudos examinando quatro diferentes teorias da consciência, as metodologias foram bastante diversas, e a pesquisa quase sempre encontrou apenas a confirmação para qualquer teoria que os autores estivessem defendendo.[11] É por isso que a busca pelos correlatos neurais da consciência progrediu pouco — é tão impossível usar a ciência pré-paradigmática para ativar uma mudança de paradigma quanto o seria erguer a si mesmo com as próprias mãos.

Além disso, acredita-se que as investigações empíricas dificultam todo o processo, uma vez que qualquer teorização deve primeiro decidir que evidência experimental levará a sério, e muitas descobertas contradizem-se umas à outras, indicando que os resultados empíricos, em vez de mostrar o caminho para uma hipótese segura sobre a consciência, criam um amontoado de contradições subjetivas e empíricas.

De modo geral, uma ciência puramente empírica pode de fato existir por si só desprovida de teoria, ou seja, apenas por meio da correlação? Até o momento, as áreas com escassez de teorias abrangentes, como a sociologia e a psicologia, foram as que não conseguiram transformar o chumbo acadêmico em ouro científico.

O que nos deixa com a casa de Edelman.

A Casa de Edelman

O Nobel de Edelman se baseou numa lógica diferente da de Francis Crick: em vez do mecanismo sugerir a teoria, a teoria sugeria o mecanismo e Edelman o validava.[12] Sua esposa relatou que nem o orientador de PhD do marido acreditava nas suas teorias, e por isso não teve parte no prêmio.[13] Em outras palavras, trata-se da antítese do estilo de pesquisa de Crick, em que a teoria certa é necessária para se obter os resultados empíricos certos, e não o contrário. Não surpreende que a casa de Edelman perdure no trabalho dos alunos dele, dentre os quais há grandes nomes (ao menos no âmbito da neurociência) como Giulio Tononi, Olaf Sporns, Karl Friston (o mais citado neurocientista) e muitos outros.

Devido a seu elo com a teoria, a casa de Edelman indaga: como é possível elaborar uma teoria da consciência? Consideremos que elaborar teorias científicas seja uma arte: teorias devem ter certas características, incluindo parcimônia, poder explanatório e preditivo, elegância e, acima de tudo, devem indicar como provar ou refutar a teoria empiricamente. Teorias geralmente têm miríades de partes móveis, e construir uma pode se assemelhar mais a organizar um quebra-cabeça deslizante do que a decifrar um enigma isolado. Operando em nível mais abstrato, a casa de Edelman se espelha na relação entre física teórica e aplicada. Diferente da busca pelos correlatos neurais da consciência, que se concentra nas ferramentas da neurociência convencional, como imagens cerebrais e peculiares casos neurológicos, a casa de Edelman é, em grande parte, um local de abstrações, experimentos mentais e matemática. Todavia, é o único lugar com chances de conduzir a neurociência a um necessário estado pós-paradigmático.

O sonho da área se resume à ideia de um "medidor de consciência". Imagine uma ferramenta que diria, acerca de qualquer sistema (como um cérebro humano desperto ou uma rede neural artificial), se está de fato consciente e do que tem consciência. Em termos gerais, pode-se comparar isso de forma mais abstrata com procurar uma função matemática que gere mapas mentais de estados físicos. Meus colegas e eu traçamos como seria essa teoria ideal da consciência e procuramos fazê-lo o mais rigorosamente possível.[14] Algo útil, pois permitiu que discutíssemos as teorias da consciência sem favorecer nenhuma em particular. Então, como seria exatamente uma teoria da consciência?

Uma teoria da consciência, ao menos uma do tipo praticamente universal na área atualmente, começa com um *p*, que é uma configuração, dinâmica ou estado de um sistema físico *P*. Na maioria dos casos relevantes, esse sistema seria o cérebro, mas analisando formalmente é melhor tornar tudo o mais abrangente possível para incluir quaisquer casos atípicos e aceitar qualquer sistema físico oferecido. Com esse formalismo, *p* pode ser um estado cerebral (também dinâmica ou configuração; a linguagem é flexível no caso) e *P* é o próprio cérebro. Isso se escreve $p \in$ P, onde *p* é parte do conjunto de possíveis configurações, dinâmicas neurais ou estados cerebrais, enquanto *P* representa o conjunto total de possibilidades. Outrossim, há um conjunto de observáveis relevantes (dados, variáveis e demais coisas às quais prestamos atenção) na teoria, que podem ser dados de neuroimagem. Chamemos isso de *o*, que é parte do conjunto de dados possíveis (escreve-se $o \in O$). Há mapeamento de $P \rightarrow O$, com uma seta que podemos chamar de "*obs*", abreviação de "observações". Isso reflete o método padrão que a ciência usa para encontrar observáveis de interesse em um sistema físico e assim registrá-las e analisá-las.

O alvo de uma teoria da consciência é o conjunto das variadas e diferentes experiências conscientes que um sistema pode ter (toda teoria leva consigo sua própria definição desse espaço). No conjunto *E* fica alguma experiência específica que o sistema esteja tendo, *e*, no qual, novamente, $e \in E$ (seu *e* está lendo este livro no momento, e talvez também inclua tomar café ou sentar na "cadeira confortável"). A teoria da consciência é um mapeamento que prevê a experiência que o sistema terá (fora do espaço das experiências possíveis); chamemos isso de "*prev*".

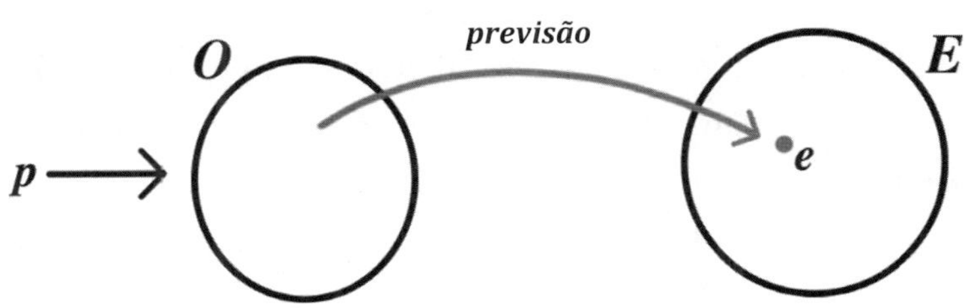

De modo amplo, pode-se ver as teorias da consciência como um mapeamento escolhido entre um sistema físico (ou as observações sobre ele, *O*) e o experiencial (*E*). *P* e *O* existem na perspectiva extrínseca do mundo, a de ciência e mecanismos, de estados e dinâmicas. *E* existe na perspectiva intrínseca do mundo, o conjunto de experiências possíveis. O que uma teoria da consciência faz é mapear dados extrínsecos no espaço das experiências possíveis *E*. É uma forma de percorrer, ou ao menos relacionar de maneira legítima, a perspectiva extrínseca à intrínseca. Teoria da consciência é "simplesmente" saber que função usar!

Consideremos uma das primeiras teorias da consciência, mas que ainda é muito influente: a consciência é uma espécie de espaço de trabalho global para o cérebro. Apresentada primeiro pelo cientista cognitivo Bernard Baars no final dos anos 1980[15] e fundamentada em dinâmicas neurais por cientistas como Stanislas Dehaene no final dos anos 1990,[16] a teoria se baseia em uma metáfora: a consciência é o quadro de avisos do cérebro. Regiões específicas do cérebro começam a "gritar" com o restante dele, sendo que o processamento ou as informações gritadas alto o suficiente para serem globais são conscientes, enquanto os sinais mantidos em região específica não o são.

Será que o espaço de trabalho global chega a ser uma teoria plena da consciência? Quando exatamente as coisas estão no espaço de trabalho ou fora dele? Quais são os requisitos mínimos para se ter um espaço de trabalho global? Será que alguma dessas perguntas pode ser respondida matematicamente? Todos esses problemas podem ser resumidos do seguinte modo: dado um *p* arbitrário, como vamos observá-lo (*O*) e como podemos mapear essas observações no espaço *E* de acordo com a teoria do espaço de trabalho global? Não havendo resposta relativamente clara para isso, não seria o espaço de trabalho global mais uma metáfora do que uma teoria?

Assim como seria inaceitável para os físicos a ideia de uma teoria da gravidade meramente metafórica e não matemática, os que estavam na casa de Edelman se voltaram para o formal e o quantitativo (certamente devo mencionar que versões posteriores da teoria do espaço de trabalho global se tornaram ainda mais formais e quantitativas[17]).

A estrela da casa de Edelman é uma plena e completa teoria da consciência. Talvez a única teoria a atender a tal requisito até hoje tenha sido a proposta pelo neurocientista Giulio Tononi, que fazia pós-doutorado sob a orientação de Gerald Edelman no Neurosciences Institute (já eu cursava graduação e era orientado por Tononi, o que de fato tornava Edelman o meu "avô científico"). Após ter trabalhado dez anos com Edelman, Tononi deixou o instituto e apresentou a Teoria da Informação Integrada (IIT).[18] O neurocientista Christof Koch, presidente do Allen Institute for Brain Science e colaborador próximo de Francis Crick, notoriamente chamou a IIT de "a única teoria da consciência realmente promissora e fundamental".[19]

Por que a IIT merece tais louros? Primeiramente, sua abordagem baseada na teoria alcançou intrigantes e interessantes resultados empíricos ao relacionar a consciência ao modo pelo qual as informações são integradas ao cérebro e suas relações internas complexas. Embora calcular a quantidade real de informações integradas ao cérebro seja impossível, foi desenvolvida uma heurística sagaz: especificamente, o índice de complexidade perturbacional, que se baseia em atividade cortical complexa que usa um campo eletromagnético para seguir a perturbação de um monte de neurônios. Em outras palavras, toca-se o sino do córtex e ouve-se seu bonito som. Isso significa que mesmo em pacientes com síndrome do encarceramento seria possível ter noção do quão conscientes na verdade estão (observemos a importância moral da questão, pois se soubermos em que estado de consciência esses pacientes se encontram, talvez possamos fazer coisas simples como nos certificarmos de que a TV ou o rádio estejam ligados para assim entreter a pobre alma presa no Tártaro* do corpo). É fato que pacientes

* Na mitologia grega, abismo usado como calabouço. [N. do T.]

despertos têm a mais alta complexidade perturbacional, que naqueles com síndrome do encarceramento é mais alta do que nos minimamente conscientes que, por sua vez, a têm mais alta do que os totalmente inconscientes.[20] O mesmo ocorre com pacientes que têm atrofia subcortical, em que o grau de atrofiamento é detectado pela complexidade perturbacional do córtex.[21] Ainda que meios de perturbação cortical altamente caros e técnicos, como a estimulação magnética transcraniana (um campo magnético concentrado), não estejam disponíveis na maioria das clínicas, a perturbação "natural" é possível mediante a administração de propofol (um anestésico) — e, em um estudo, isso decerto previu quais pacientes em coma recobrariam a consciência.[22] O índice de complexidade perturbacional, sendo heurístico, não é o cálculo direto de informações integradas, mas certamente nos diz que a consciência pode estar relacionada à complexidade cortical em geral, e a medida, tão útil na análise do coma e da consciência mínima em pacientes, é consequência intelectual direta das intuições por trás da própria teoria. Isto é sinal de uma teoria saudável: o fato de gerar ideias empíricas que não seriam alcançadas sem ela.

No entanto, a IIT ainda está longe de ter sido experimentalmente confirmada; muitos debates a cercam, suas formulações atuais são polêmicas e até seus adeptos admitem abertamente que é trabalho ainda não concluído. A IIT indaga: dado o que se sabe de fenomenologia, a estrutura de nossa própria experiência consciente, o que tolhe o mapeamento entre o experiencial e o físico?

A IIT é famosa por ser o primeiro modelo autêntico de como uma teoria científica da consciência deve realmente ser. Até hoje, talvez seja a única que faça jus à definição dada acima: permite que se diga, para dado *p*, o que será *e*.

Foi por isso que eu, aos 21 anos de idade, em 2010, fui ajudar no desenvolvimento dessa teoria. Na época era ainda menos conhecida do que agora, havendo poucos artigos a respeito. As instalações da IIT, sob direção de Tononi, eram o único lugar onde se podia estudar uma teoria da consciência seriamente em todos os Estados Unidos, o que diz algo sobre as proporções da área (ínfimas).

Para se tornar cientista, deve-se participar de entrevistas em várias instituições, como qualquer um familiarizado com as etapas normais de admissão em uma universidade sabe. Uma parte importante é a entrevista com o professor em cujo laboratório se quer trabalhar — quando me candidatei à Universidade de Wisconsin, foi somente para trabalhar com Giulio. Eu não estava interessado em nada que os outros professores estivessem fazendo. Porém, quando ia participar do fim de semana de entrevistas, aconteceu um "nevascapocalipse" na Costa Leste e todos os voos foram cancelados. Perdi o evento. Felizmente, os poucos de nós que não puderam embarcar foram convidados a participar em outra semana. Compareci e estive com Giulio.

Em nossa conversa, surgiu um princípio filosófico pouco conhecido de Samuel Alexander, filósofo não tão conhecido na virada do século XX. O princípio foi o Ditado de Alexander ("apenas aquilo que causa existe"). A causalidade tem papel importante na IIT, e Giulio vinha lendo a respeito. Eu já conhecia o Ditado de Alexander, pois me deparei com ele em uma das muitas noites que passei na biblioteca durante a graduação, navegando pelas estantes até tarde e lendo sozinho nas cabines de estudo. Giulio nunca tinha conhecido ninguém além de si mesmo que conhecia o ditado. Ele praticamente me contratou na hora e pediu que eu fosse oficialmente admitido, o que foi feito de prontidão.

Mais tarde, descobri que no fim de semana original da nevasca Giulio não estava na cidade. As universidades normalmente não supõem que os alunos devam falar com alguém específico — tal nível de especificidade é atípico. Por isso, sequer foi verificado se Giulio estaria presente. A única entrevista da qual eu queria participar não teria acontecido. Mesmo que eu tivesse sido aceito, o que é incerto, eu mesmo teria recusado, pois sequer haveria tido oportunidade de conversar com a pessoa com quem eu queria passar os próximos cinco anos trabalhando, e muito menos teria conseguido que ele me desse seu aval.

Portanto, comecei na pesquisa da consciência porque uma borboleta bateu as asas. Isso causou turbulência microscópica, que caoticamente percorreu o globo, até que por fim caíssem flocos espessos sobre Boston, Massachusetts.

Apenas aquilo que causa existe.

CAPÍTULO 6

As Teorias Fenomenológicas da Consciência

Na longínqua Nova Zelândia, mais de cem anos atrás, em prenúncio quase perdido para a história, um excêntrico chamado Benjamin Betts começou a sonhar com a primeira teoria matemática da consciência. Ele imaginou um sistema muito parecido com a teoria contemporânea da consciência da casa de Edelman, um mapeamento entre a fenomenologia e um sistema matemático, que para Betts assumiu a forma de densa e arcana linguagem de aspectos geométricos. Betts tinha formação estranha, diferente da de um cientista; fora educado na Inglaterra e tivera passagem pela Índia, onde estudou a filosofia do Extremo Oriente.

Em 1897, suas reflexões foram compiladas em uma singular monografia de desenhos, equações e divagações filosóficas publicada sob o título *Geometric Psychology*. Por acaso, sua irmã era amiga da viúva de George Boole, um dos grandes matemáticos da época. Além de popularizar a obra de Betts entre os círculos científicos dos quais participava, a viúva de Boole se correspondeu com ele, cuja obra foi depois compilada e editada por Louisa S. Cook em volume que sobrevive até hoje.[1] De acordo com a compilação de Louisa: "O Sr. Betts sente que a consciência é o único fato que se pode estudar diretamente, já que todos os outros objetos do conhecimento devem ser percebidos pela consciência."[2]

Certamente, isso é correto. Porém o sistema de Betts logo ficou bem mais sofisticado, gerando afirmações impensadas como "A representação simbólica da consciência sensorial animal possui duas dimensões, e na forma lembra uma folha cujo ápice é mais ou menos igual a um ângulo reto".[3] Apesar da especificidade de equiparar a consciência sensorial animal a uma folha, o Sr. Betts jamais justifica tais representações matemáticas — para sua protociência da consciência ele não oferece justificativas, simplesmente alegando que era o que intuitivamente fazia sentido de acordo com suas próprias idiossincrasias. Sua teoria, difícil de decifrar, parece ser pampsiquista, com a consciência sendo o Ser em si. Nos casos com justificativa para a matemática usada, tudo era metafísico demais, chafurdando na filosofia pessoal e nas reflexões de Betts sobre a natureza do Ser e a atividade espiritual.

Tudo isso torna *Geometric Psychology* fascinante, mas esclareço, não é um texto científico tradicional. Contém muito misticismo, como "O Amor é a Substância de todas as coisas"[4] (a não ser, é claro, que o amor acabe sendo de fato a substância de todas as coisas, vibrando sob o atômico). O sistema de Betts é, em última análise, impraticável — um amontoado disperso de metafísica que não passa de algo atraente. Apesar de todas as ressalvas, como veremos, o sistema preparou o caminho para teorias contemporâneas da consciência de algumas maneiras interessantes, e assim contém prenúncio precoce da abordagem defendida pela casa de Edelman. Que eu saiba, é a primeira tentativa de se representar a qualia matematicamente, e muitos dos seus argumentos metafísicos são mais tarde recapitulados na IIT de Giulio Tononi. Estes são alguns esboços que Betts traça para representar as experiências conscientes como objetos geométricos:

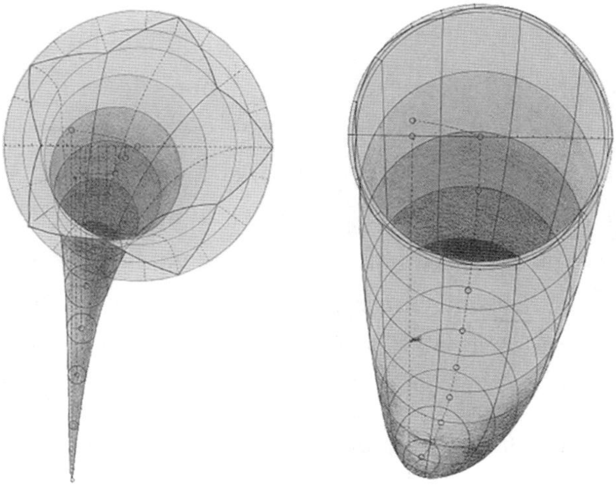

Esse tipo de exploração protocientífica da perspectiva intrínseca através da extrínseca estava "no ar" em meados da virada do século, assim como a obra de Wilhelm Wundt, um dos primeiros mais influentes psicólogos. Alguns historiadores da ciência o reconhecem como fundador único da própria área da psicologia (muitas vezes é chamado de "pai da psicologia"). Pouco conhecido agora, mas gigante em sua época, Wundt superou Betts, e em 1875 era professor universitário em Leipzig, na Alemanha, e estava prestes a ficar famoso por tornar a psicologia uma ciência. Além de não ter senso de humor, era um homem truculento e teimoso cuja ética de trabalho era a mesma de um cavalo de tração. De forma mordaz, William James o descreveu em carta a um amigo da seguinte maneira: "Ele não é gênio, é professor universitário."[5]

O modo como Wundt originalmente concebeu a psicologia envolvia grande quantidade de introspecção cuidadosa e lógica. Ele defendia que a função do psicólogo era usar a perspectiva intrínseca para examinar a própria consciência e ensinar outros a fazer o mesmo, relatando especificamente os "elementos" da experiência, que para Wundt equivaliam às mais simples sensações possíveis, elementos fundamentais da consciência. Ele queria criar um espelho intrínseco da tabela periódica, examinando todas as sensações minimamente discerníveis.

Wundt e seu aluno (mais tarde referência da área científica) Edward Titchener usaram psicologia experimental para compilar milhares de sensações simples,[6] chegando a identificar mais de 44 mil delas ao longo de diferentes modalidades sensoriais (que incluíam coisas como a duração dos acontecimentos conscientes, a extensão dos objetos da percepção, matizes, cores, sons etc.). Eram tempos inebriantemente intelectuais e essas ideias estavam no ar. Em Leipzig, o jovem estudante Edmond Husserl, na época interessado em astronomia, frequentava as palestras de Wundt sobre filosofia — e depois ganhou fama por tentar basear toda a filosofia na própria fenomenologia.

Skinner argumentaria depois que Wundt e seus discípulos estariam promovendo ideias não falsificáveis e, sob o ataque do behaviorismo, a noção de mapeamento científico da fenomenologia desapareceria dentro da história.

Até ser revivida na casa de Edelman. A própria Teoria da Informação Integrada é fundamentada na introspecção, assim como muito da obra de Wundt o era. O resultado dessa introspecção é um conjunto de axiomas: afirmações indubitáveis sobre a experiência consciente. Tal abordagem tem como modelo a obra de Euclides *Os Elementos*, o mais famoso livro de matemática, em que há 2 mil anos a geometria era formalizada com base em um conjunto de 5 axiomas, afirmações como "Pode-se traçar uma linha reta de um ponto a qualquer outro".

A IIT aspira à mesma clareza, embora seja passível de discussão se conseguiu atingir tal meta (mais a respeito depois, já que agora vamos encarar a teoria como ela é). Para que um axioma fenomenológico seja um axioma, deve possuir certas características irredutíveis, como não poder derivar de outro axioma, ser universal (deve valer para todas as experiências) e o mais simples possível. Na versão atual da IIT, há cinco axiomas, assim como em Euclides. Veja o quanto você concorda com eles baseado em sua própria introspecção:

1. A consciência existe. (Note que este, que é o primeiro axioma da IIT, se aproxima muito da primeira lei da obra *Geometric Psychology*, de Benjamin Betts, que é "O ser há de existir".[7])

2. A consciência é informativa no sentido de sempre se estar tendo uma experiência específica e de essa experiência ser diferente de qualquer outra — como ver em um filme determinado enquadramento que é diferente de todos os outros.
3. A consciência é composta no sentido de ter certa estrutura e variedade — há o lado esquerdo do campo de visão, o lado direito e assim por diante, e os elementos do fluxo de consciência muitas vezes se relacionam uns com os outros. (A segunda lei de Benjamin Betts é "O ser existe na variedade".[8])
4. Toda experiência é integrada. A consciência é uma gestalt irredutível a seus elementos componentes (olhar um cubo vermelho não é o mesmo que olhar mera vermelhidão e um cubo incolor).
5. A consciência é permanente, o que significa que é de determinada forma, não de outra — e que também tem certa granularidade temporal. Ela flui em determinada velocidade e contém determinados elementos, assim se você está ou não ciente de certas coisas é uma pergunta que pode ser respondida.

Enquanto fazia meu PhD, a pequena equipe com a qual trabalhava nos avanços da IIT discutia esses axiomas sem parar na esperança de destrinchá-los e eles se tornarem tão cristalinos quanto *Os Elementos*. Muitas vezes, eles de fato parecem intuitivos, ao menos para a maioria — a consciência sem dúvida existe e é composta de uma espécie de estrutura interna, sendo obviamente "informativa" se usarmos uma definição ampla da palavra (a experiência consciente é uma dentre as astronomicamente muitas que se pode ter, além de conter informações sobre o mundo e o próprio indivíduo). A relação entre integração e composição pode envolver sobreposição confusa e não óbvia, sendo o último axioma, o caráter definitivo da consciência, o menos inatamente óbvio para a grande parte. Por ora, aceitemos a plausibilidade de esses axiomas se aplicarem a todas as experiências conscientes — ao menos enquanto traçamos um panorama total da teoria.

Em 2004, Giulio Tononi publicou o primeiro artigo sobre o que se tornaria a Teoria da Informação Integrada.[9] Embora a teoria não começasse como um mapeamento da fenomenologia para estados físicos nem fosse originalmente baseada em axiomas, foi uma das primeiras mensurações matemáticas da consciência, nascendo do trabalho que Tononi fez com o próprio Edelman quanto à mensuração da complexidade neural do córtex como potencial barômetro para a consciência.[10]

Quando cheguei, mesmo que ainda parcialmente estabelecidos, Tononi já havia apresentado a ideia de fundamentar a teoria em axiomas fenomenológicos.[11] Só dois deles tinham sido propostos, o da informação e o da integração (daí a "Teoria da Informação Integrada"). Uma razão pela qual achei a IIT tão atrativa foi o fato de eu ter elaborado minha tese de graduação focando a compilação das propriedades da consciência e, sem saber, adotando abordagem semelhante e escrevendo que

> devem-se examinar as propriedades e a estrutura da experiência, e à medida que as propriedades são listadas, as possíveis explicações para a consciência diminuirão, pois cada propriedade é naturalmente limitadora. Em amplas combinações, essas propriedades corrigem qualquer teoria da consciência dentro de certos limites.[12]

Após eu me juntar ao laboratório, a lista de axiomas da IIT aumentou para cinco, e a matemática da própria teoria ficou mais complexa.

De onde vem essa matemática, dado que os axiomas não sugerem imediatamente nenhuma equação? Em termos gerais, o objetivo da IIT é observar sistemas físicos para verificar se legitimam os axiomas (checando se o sistema físico é ou não integrado) e assim identificar se estão conscientes e em que grau. Diferente dos axiomas de Euclides, que já são diretamente enunciáveis na linguagem da geometria, a IIT tem a complexidade adicional de precisar de um espelho matemático dos axiomas fenomenológicos, como a tradução de uma linguagem para outra. Como os axiomas da IIT são enunciados na linguagem do intrínseco, devem ser traduzidos para a linguagem do extrínseco.

Para fazer isso, a IIT se fundamenta em análise de modelos causais baseada na teoria da informação. A razão por trás dessa escolha é bem curiosa e na verdade se baseia no primeiro axioma: a consciência existe. E o que significa existir? Bem, existir é causar. Lembre-se do Ditado de Alexander: apenas aquilo que causa existe. Desse ponto de vista, apenas os modelos causais são "reais" — embora possamos descrever o universo de forma não causal, como a maneira pela qual duas coisas se correlacionam ou se associam, essas descrições são meras sombras epifenomênicas da descrição causal real dos acontecimentos.

A motivação descrita para fundamentar a teoria em modelos causais pode parecer extremamente metafísica e filosófica, e é inegável que é. Porém, deve-se ser receptivo ao fato de que uma boa teoria da consciência provavelmente terá implicações e suposições metafísicas.

Há um benefício adicional nessa escolha: ao basear seus cálculos em algo tão abstrato como os modelos causais, mesmo que a IIT acabe sendo uma teoria incorreta da consciência (a) a razão de poder ser incorreta é bastante interessante e diz algo sobre as armadilhas gerais com as quais as teorias da consciência vão se deparar e, (b) por sorte, a IIT nos conta outras informações sobre como separar e compreender sistemas complexos acima e além de perguntas sobre a consciência.

O que exatamente a IIT quer dizer com modelo causal? Modelos causais são apenas descrições de como as partes de um sistema se relacionam. Há vários tipos de diferenciações técnicas para os modelos causais, mas eles são basicamente sempre "pontos" (coisas) conectados por "setas" (relações) de algum tipo. O estudo dos modelos causais é um campo matemático abstrato, mas essa abstração tem um propósito, que é ser abrangente o bastante para representar muitas coisas. Um modelo de microprocessador é um modelo causal cujos elementos são transistores e o modo como seus fios se unem são as setas de influência. Um modelo causal do cérebro se assemelharia ao conjunto de neurônios e suas conexões ponderadas (o quanto cada neurônio pode influenciar os outros). Para verificar como os neurônios estão relacionados, podemos supor que todos são "tudo ou nada" em sua atividade, ou seja, em qualquer ponto no tempo *t* estão ou não disparando um potencial de ação. Isso, de forma simplificada, se assemelha bastante ao sistema de portas lógicas binárias simples (também conhecidas como rede booleana em homenagem a George Boole). Portanto, só para ser o mais claro possível, pode-se especificar a interpretação matemática dos axiomas fenomenológicos no "minicérebro" que o sistema de portas lógicas representa junto de suas relações causais. Vamos representá-los "dinamicamente", ou seja, com o intuito de ver clara e simultaneamente as entradas e saídas para diferentes partes do sistema. Certamente, supor que lidamos com sistemas tão simples pode ter consequências no futuro, mas por ora detalhemos o tipo de sistema para o qual queremos calcular as informações integradas. Seria assim:

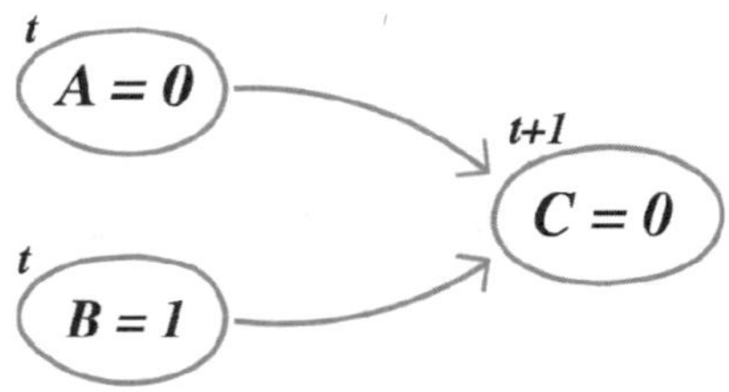

Esse tipo de modelo causal é realmente bem fácil de entender. Temos três "elementos" ou "nódulos" ou (se usarmos a analogia do cérebro) "neurônios" que são rotulados de {ABC}, sendo que cada elemento se encontra em determinado estado. Supondo que os elementos sejam binários, seus estados poderiam ser 0 ou 1 (acima: A = 0, B = 1). Os elementos A e B fornecem seus estados atuais para C no momento t. C possui uma tabela verdade pela qual toma decisões mecânicas sobre seu próprio estado (note que isso ocorre em t+1, o intervalo de tempo que sucede t). C poderia operar de acordo com qualquer tabela verdade, como uma das que veremos a seguir. A maneira certa de ler uma tabela verdade de elementos em um modelo causal consiste em observar as entradas (à esquerda) e em seguida as saídas (à direita).

A, B	E
00	0
01	0
10	0
11	1

A, B	XOR
00	0
01	1
10	1
11	0

A e B também podem ter tabelas verdade e suas próprias entradas — indicando visão parcial de um sistema maior. Por ora, deixemos tais detalhes de lado e nos concentremos em C. Suponhamos que C siga a tabela verdade do operador lógico E (acima, do lado esquerdo). Se A recebe 0 e B recebe 1, que é {01}, então C, que segue a tabela verdade de E, responde assumindo o estado 0. O ponto de a IIT analisar tais modelos causais de mecanismos em certos estados é a interpretação física do axioma fenomenológico da existência da consciência.

O segundo axioma da IIT, sobre a consciência ser informativa, também pode ser traduzido em termos físicos: os mecanismos de um modelo causal são informativos, já que seus estados contêm informações sobre passado e futuro. Exemplo: sabendo que A = 0 e B = 1 no tempo t (o presente), sabemos que C será 0 em t+1 (o futuro imediato). Isso também funciona ao contrário: só sabendo o estado de C, pode-se tirar conclusões sobre os estados anteriores de A e B. Caso só tivéssemos a informação de que C = 1, poderíamos verificar a tabela verdade de C e concluir que as entradas A = 1 e B = 1 (a linha circulada na tabela verdade abaixo) eram provavelmente verdadeiras no momento anterior.

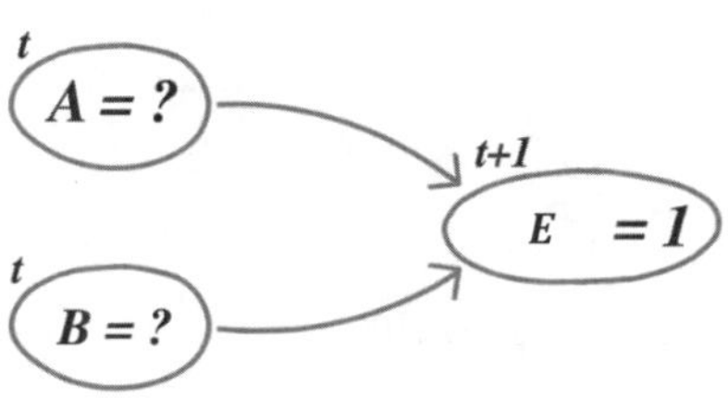

A, B	E
00	0
01	0
10	0
11	1

Essa é a parte informativa da Teoria da Informação Integrada. A IIT mede a quantidade de informações que os estados dos elementos têm uns sobre os outros: aqui, o operador lógico E possui um par de informações, já que é capaz de responder a duas perguntas de sim ou não cujas respostas mostram os estados esperados de A e B. Embora haja maiores detalhes sobre como exatamente as informações são mensuradas, já que se pode fazê-lo de muitas maneiras[13] (depende da versão da IIT), esse conceito geral é o coração da parte informativa da teoria.

O terceiro axioma, sobre a consciência ser composta, é capaz de ser traduzido como indicador de que a própria informação tem certa composição. No modelo causal, verificar o estado atual de A traz informações sobre o estado futuro de E, o que também é obtido ao se fazer o mesmo com B e também com o conjunto completo das duas entradas {AB}. A pergunta que a IIT faz é se os diferentes conjuntos de informações são redutíveis a outros. Como avaliar isso? Simplesmente examinando as informações derivadas dos diferentes estados dos elementos, julgando se coincidem e se são redundantes ou não. Isso é compreendido melhor com um exemplo. Digamos que se queira avaliar se a informação que {AB} possui sobre o estado futuro de E é redutível ou irredutível. Para julgar isso, podemos analisar se a informação coincide com aquela contida nas partes, como A. Para E, se as entradas {AB} forem {01} em t, sabemos que E = 0 em t+1 (a parte circulada na tabela verdade).

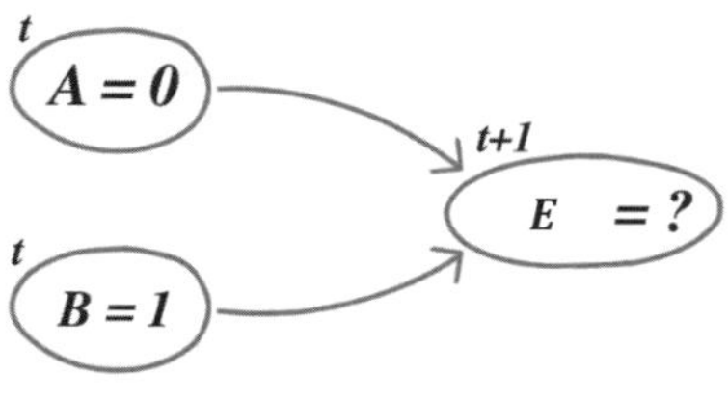

A, B	*E*
00	*0*
01	*0*
10	*0*
11	*1*

Comparemos isso à hipótese de conhecermos apenas o estado de A, e não o de B. Nesse caso, consegue-se na verdade prever novamente que E = 0, ou seja, obtemos a mesmíssima informação.

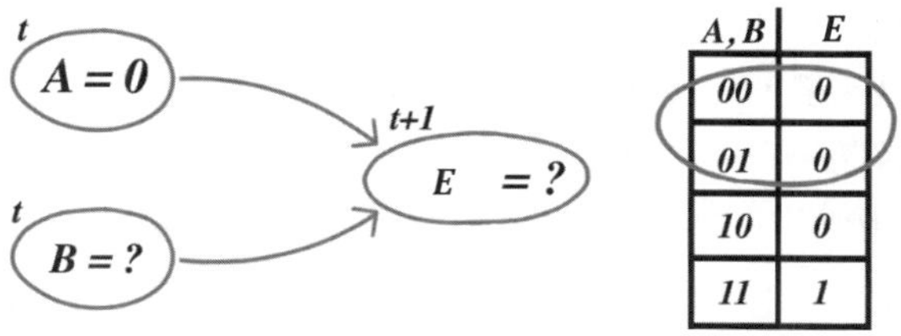

Assim, conclui-se que a informação que {AB} contém sobre o estado futuro de E é totalmente redutível àquela contida somente em A.

E se tivéssemos um caso de irredutibilidade? E se não fosse um E, mas um XOR? Isso significaria uma tabela verdade diferente. Se fosse um XOR (a tabela verdade chamada de "ou exclusivo") em que o mecanismo produz saída igual a 1 somente se receber duas entradas idênticas (sejam elas 0 ou 1), saber apenas que A = 0 não nos diz nada sobre o estado de XOR em t+1 (o mesmo se aplicando a B).

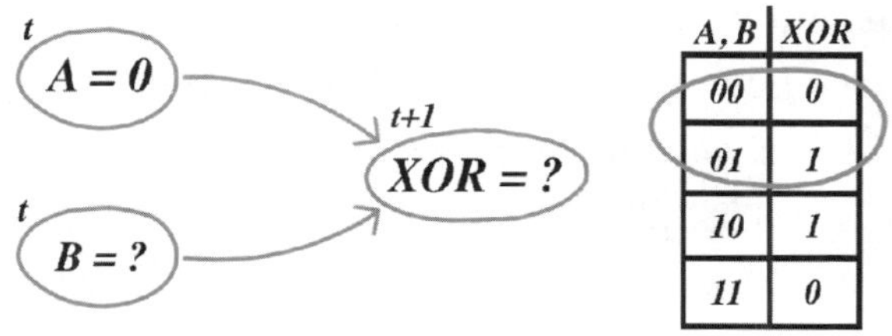

Porém, sabendo o estado de A e B, poderíamos prever o estado futuro de XOR perfeitamente, mostrando que só se pode obter o valor de XOR se observados A *e* B, enquanto em E basta verificar uma de suas entradas.

No caso de XOR, sem dúvida poderia ser dito que "o todo é maior do que a soma das partes".[14] Ainda assim, proeminentes cientistas costumam dizer exatamente o oposto. Vejamos o que diz Sabine Hossenfelder em seu recente livro *Existential Physics: A Scientist's Guide to Life's Biggest Questions*: "Como física de partículas de formação, tenho de informá-los que as evidências disponíveis mostram que o todo é a soma das partes, nem mais nem menos."[15] Deve ser verdade, mas certamente quando se fala em modelos causais, quando as tabelas verdade que governam um sistema forem não aditivas e não lineares, por definição as informações não serão redutíveis à soma das partes.

Esse é o coração do conceito de irredutibilidade da IIT, embora de novo haja maiores complexidades e detalhes em sua implementação. O processo deve ser feito exaustivamente (para que todos os conjuntos possíveis de elementos e suas informações sejam calculados) para compilar uma enorme lista de informações irredutíveis (daí o símbolo "phi minúsculo" ou φ), que deve ser φ de A = 0.5 bits, φ de B = 0 bits, φ de {AB} = 1 bit e assim por diante.

O quarto axioma, sobre a consciência ser integrada, tem óbvia tradução física — quer os modelos causais sejam integrados ou não. Isso é possível ser determinado ao se dividir o modelo e perguntar quantas informações irredutíveis são perdidas (o tipo de informações especificadas pelo segundo e terceiro axiomas). Notavelmente, isso difere do axioma anterior da composicionalidade, no sentido de se estar perguntando em que grau o sistema como um todo é integrado, não o quão irredutíveis são as informações coletadas dos elementos. Na IIT, dá-se a isso o símbolo "phi maiúsculo" ou Φ. A forma como isso é avaliado tem como propósito verificar quanto dano as informações sofrem na divisão, como um corte literal entre os elementos do sistema. De modo conceituado, é o mesmo que perguntar: quantas informações se perderiam caso A fosse cortado fora? E se fosse B? E ambos? E assim por diante.

Avaliar quanto "dano" a separação de partes do sistema causa às informações irredutíveis (algo às vezes chamado de "divisão" ou "corte") implica encontrar o corte que causa o menor prejuízo possível. Por que se quer achar o "corte" que causa menos danos? Porque pode-se usá-lo para traçar limites entre sistemas e suas supostas consciências. Trata-se de um experimento mental originalmente proposto por William James:

> Pegue uma frase com uma dúzia de palavras e em seguida chame doze homens e diga a cada um deles uma das palavras. Então, coloque os homens de pé em fileira ou amontoe todos, e deixe cada um pensar em sua palavra o mais atentamente possível; em lugar nenhum haverá consciência da frase completa.[16]

A IIT seria inigualavelmente capaz de identificar esse caso, já que uma divisão entre os cérebros dos doze homens revelaria que nenhuma informação se perde — conceitualizar os homens como entidades separadas evita qualquer perda na totalidade de informações. Portanto, já de início não era um sistema integrado. Novamente, trata-se de apresentação conceitual de alto nível, visto que há detalhes adicionais. A IIT deve especificar uma medição pela qual se possa julgar quanta diferença determinado corte faz em um sistema. Quando eu trabalhava na IIT, a medição era a "distância da escavadeira",[17] que mensura quanto "trabalho" é necessário para transformar uma distribuição de probabilidade em outra (perguntando o seguinte: qual é o mínimo necessário para que a distribuição 1 se transforme em distribuição 2?), e em seguida avalia quanto "dano" as informações sofrem após o corte.

Além disso, tudo deve ser calculado para *cada* subconjunto do sistema. Exemplos: {ABC} e também {AB}, {BC} e {AC}. O problema é que em sistemas maiores o número de subconjuntos possíveis aumenta de forma astronômica, e cada subconjunto terá um diferente Φ.

O quinto axioma, em relação à consciência ser permanente, lida com a questão de quase toda parte de um sistema poder ter Φ positivo. O fato de a consciência ser permanente se traduz fisicamente no princípio de "exclusão", em que irredutibilidade e integração ganham ares de "o vencedor leva tudo". De acordo com a teoria, o que importa para a consciência não é apenas as informações integradas em si, mas ter o máximo delas. Assim, em vez de simplesmente encontrar φ or Φ, este axioma nos diz para associar a consciência apenas a φmax ou Φmax.

Aplicar essas traduções cria essencialmente um algoritmo intensivo cuja escala impede que seja executado em qualquer coisa de modo gerenciável. Todavia, também é válido salientar que este é mero inconveniente, e não uma crítica direta à teoria — sistemas não calculam seus próprios Φ a cada intervalo de tempo, assim como pedras arremessadas não precisam saber cálculo.

Axiomas e Seus Descontentamentos

Várias críticas e questionamentos sobre a IIT se apresentam imediatamente e se dividem em dois campos. O primeiro pondera se os axiomas da IIT são ou não corretos e justificáveis. O segundo questiona se eles, ainda que supostamente verdadeiros, são traduzidos adequadamente quando aplicados aos sistemas físicos.

O primeiro campo da crítica foca a *completude* dos axiomas da IIT. Há algum axioma faltando na IIT? Esta parece ser uma questão fundamental a qual se deu pouca atenção durante o desenvolvimento da IIT. De fato, há uma observação muito comum feita sobre a consciência que pode estar relativamente ausente na IIT: a consciência sempre tem uma perspectiva. Há interioridade, um "eu" que vivencia as coisas. Pode-se replicar que é possível haver estados nos quais não existe um "eu", talvez durante meditação profunda ou, digamos, um orgasmo, mas é discutível que mesmo para um bodhisattva prestes a atingir a iluminação e que medite sobre o nada, ainda haja um eu vivenciando as coisas, ainda há ponto de vista.

Entretanto, no estado atual da IIT não há centro, não há o "ponto de fuga" inerente às formas geométricas da qualia. O próprio Betts achava que a natureza perspectiva da consciência era axiomática e que isso precisava ser refletido matematicamente. Ele diz o seguinte:

> Ao contemplarmos nossa consciência, descobrimos que há um elemento que difere de todos os outros, que são multitudinários, caóticos e instáveis. Esse elemento, sozinho, é comparativamente estável... Nós o chamamos de "eu", o sujeito da consciência... Temos a sensação de que o nosso centro é fixo, e no que diz respeito à sua

> relação com as próprias atividades, ela é fixa. O ego é sempre o centro do diagrama, onde quer que esse diagrama esteja localizado.[18]

Alguns podem simplesmente negar claramente esses axiomas, em especial o último, sobre a permanência da consciência. Um exemplo notável disso é o famoso filósofo Daniel Dennett, que nega a permanência da consciência em parte de sua obra.[19] Além disso, não se pode descartar a possibilidade de haver consciências com axiomas completamente diferentes ou que não tenham alguns deles, e ainda a possibilidade de possuírem alguns a mais do que nós. Consideremos a seguinte analogia histórica: durante milênios, os axiomas de Euclides foram tidos como obviamente verdadeiros. Havia somente um tipo de geometria: a euclidiana. Porém, no século XIX, várias geometrias "não euclidianas" foram identificadas, e nelas certos axiomas mudavam. Essas geometrias não euclidianas geralmente são autoconsistentes e fecundas. De fato, o próprio mundo não é realmente euclidiano (devido à curvatura de espaço-tempo). Assim, não poderia haver consciências "não euclidianas" nas quais vários dos axiomas são diferentes? Isso é meio fantástico, como as pessoas talvez imaginem extraterrestres ou IAs avançadas, mas ainda é inviável descartar a possibilidade. Pode ser que não precisemos ir longe para encontrarmos uma consciência não euclidiana. Esta é a descrição que Herman Melville faz acerca de a consciência de uma baleia cachalote ser ou não integrada:

> E o caso da baleia? É verdade que seus dois olhos, em si mesmos, devem agir simultaneamente; mas será seu cérebro muito mais abrangente, agregador e sutil do que o de um homem, a ponto de o animal ser capaz de, ao mesmo tempo, observar atentamente duas perspectivas distintas, uma a seu lado e outra em direção totalmente oposta? Se assim for, é algo maravilhoso no animal, como se um homem pudesse ao mesmo tempo passar pelas demonstrações de dois problemas distintos de Euclides. Nem uma investigação rígida apontaria qualquer incongruência nessa comparação.[20]

Ainda em Melville, pode-se argumentar que nossa noção de a consciência ser necessariamente integrada se baseia em nossos campos de visão unificados; se fôssemos iguais a baleias, coelhos ou outras presas, talvez víssemos a consciência como tendo organização mais desigual. Porém os adeptos da IIT podem simplesmente dizer que não há razão para postularmos mais axiomas até que sejamos obrigados a fazê-lo, que eles conseguem facilmente ser adicionados à teoria e que no momento não há evidências fortes de relatos "não euclidianos" da consciência.

(Incrivelmente, bem depois de eu ter escolhido a citação de Melville como exemplo da questão das consciências "não euclidianas", conversei em particular com o próprio Dan Dennett e ele mesmo trouxe à tona exatamente a mesma objeção e, para minha perplexidade, se referiu à mesma citação de Melville. Não sabia como dizer a ele que eu vinha usando a mesma analogia sem que ele achasse que eu estivesse mentindo; era uma coincidência simplesmente fantástica demais.)

Além dos axiomas em si, há a questão de como eles se traduzem na perspectiva extrínseca. Mesmo se concluirmos que a consciência é integrada e concordarmos que isso é axiomático, como saber se um sistema físico é "integrado" e o que exatamente se quer dizer com isso? A IIT com certeza tem suas próprias respostas, mas parece haver grande número de escolhas possíveis aqui — pode-se argumentar que a sincronia neural ao longo das regiões do cérebro conta como "integração" e assim por diante. A IIT explica por que a consciência tem fronteiras, mas será essa a única explicação possível? De que outra forma os sistemas podem ter fronteiras além de sua integração causal?

Bem, buracos negros têm fronteiras. Eles possuem um horizonte de eventos de onde a luz não pode escapar. Embora pareça exagero comparar o cérebro aos buracos negros, que são horizontes de eventos para a luz, outros sistemas também são capazes de ter esses horizontes para outras propriedades. Por exemplo, os buracos negros acústicos ocorrem quando um líquido flui mais rápido do que a velocidade do som[21] (imaginemos aqui um peixe disparando correnteza acima enquanto é forçado a descer o rio em um fluxo mais rápido do que a velocidade do som). Como o cérebro processa informações de maneira canonicamente descrita como uma via (a "via ventral" para reconhecer o que algo é, e a "via dorsal" para reconhecer onde está[22]), talvez possa haver também alguma espécie de "horizonte de eventos" de informações análogas além do qual as informações não podem fluir de trás para frente. Isso explicaria tanto a natureza permanente da consciência (o axioma da exclusão) quanto sua natureza integrada (o axioma da integração). Meu objetivo aqui não é oferecer alternativas de fato detalhadas às traduções escolhidas dos axiomas que possam ser aplicadas a sistemas físicos, mas meramente salientar que alternativas são concebíveis.

Em um cenário ideal, os axiomas da IIT permitiriam a dedução das traduções do axioma direta e independentemente (toda tradução seria de modo singular fixa e derivável apenas do axioma). Em vez disso, parece que a IIT se fia na noção mais ampla em que os seus axiomas podem, em alguns casos, implicar o algoritmo apenas *abdutivamente* (*abdução* no sentido de "inferência à melhor explicação" ou, basicamente, "melhor palpite"). Isso foi salientado pelo filósofo Tim Bayne, que escreve:

> Seria necessário mostrar não apenas que os postulados da IIT explicam os axiomas, mas também que fornecem a melhor explicação de todas. No entanto, a literatura da IIT não tenta mostrar que a teoria fornece as melhores explicações disponíveis para os axiomas — na verdade, outras explicações possíveis sequer são levadas em consideração.[23]

Um exemplo específico desse problema é que os aspectos do algoritmo da IIT não são determinados pela fenomenologia de forma alguma — certamente, não são deriváveis apenas dela. Por exemplo, de acordo com a teoria, efeitos conjuntos equivalem a conceitos psicológicos reais, que Wundt chamaria de "elementos" — os elementos essenciais irredutíveis da experiência consciente. Isso é estranho, já que nada na intencionalidade da consciência faz parecer que nossos conceitos sejam sobre estados passados ou futuros de nossos cérebros, que é a forma como se lida com as informações na IIT — nossas experiências conscientes sempre se relacionam ao estado do mundo, e embora muitas vezes pareçam também ter a ver com nosso próprio estado, é exagero dizer que sejam previsão do futuro imediato e retrodição do passado imediato de nossos estados cerebrais. Ao menos pela introspecção, simplesmente não parecem se referir a isso. Assim, enfatiza que há algumas inconsistências na tradução dos axiomas fenomenológicos para a matemática da IIT. Desse modo, foi proposto que, de alguma forma, a estrutura conceitual da qualia "corresponda" ao mundo e que isso seja a base da intencionalidade. Contudo, ainda não está claro o que isso significa nem a matemática que há por trás e como a intencionalidade de fato surgiria de tal combinação. A proposta tampouco aborda o que parece uma oportunidade perdida — fazer a informatividade da IIT se relacionar à intencionalidade e relevância da experiência consciente.

Outro exemplo: ao considerar um subconjunto de um sistema para o algoritmo da IIT, deve-se preparar um contexto de fundo, ou seja, uma suposição sobre o estado do restante do mundo fora do sistema enquanto os cálculos são feitos. Esclarecendo: calcular as informações integradas no cérebro requer "congelar" matematicamente o restante do universo em algum estado para que todas as probabilidades e relações causais possam ser analisadas. Porém deve-se fazer uma escolha: os elementos de fundo serão condicionados no tempo t ou $t+1$? Ou melhor, o estado do mundo ficará um intervalo de tempo atrás ou no mesmo? Em um artigo chamado IIT 3.0, o intervalo de tempo era t. Depois, houve alteração para $t+1$. O que assegura a veracidade de qualquer das interpretações do axioma fenomenológico? O que exatamente na fenomenologia nos informa que devemos traduzi-lo de um jeito e não de outro? Em geral, embora tenha havido progresso recente em assegurar que a medição de distância usada nos cálculos seja de fato única,[24] ainda há na IIT uma miríade de escolhas não justificadas pela fenomenologia.

Há forte argumentação contra os axiomas da IIT *subdeterminarem* suas traduções quando aplicadas a sistemas físicos, e também contra elas não poderem ser derivadas de fatos exclusivamente relacionados à introspecção e jamais sabermos se temos a tradução certa.

Finalmente, tal crítica vai ainda mais longe, sendo talvez a mais devastadora: a da *banalidade* da IIT. O mal dos axiomas da IIT, quem sabe inevitável, é não se relacionarem especificamente à consciência. Em vez disso, todos podem ser reformulados, tornando-se meramente afirmações básicas no que os filósofos chamam de "mereologia", o estudo dos objetos. Assim, todos os axiomas podem ser reafirmados como obviamente verdadeiros se levada em conta a definição de "objeto".

1. Objetos existem.
2. Objetos são informativos no sentido de todo objeto ser diferente dos outros objetos.
3. Objetos são compostos — isto é, possuem determinada estrutura.
4. Todo objeto é integrado. Se o objeto não for integrado, não é um objeto real.
5. Objetos são definitivos. O objeto tem certa granularidade espaço-temporal, assim como elementos e relações associados.

Em outras palavras, pode-se dizer praticamente tudo sobre a maioria dos axiomas da IIT. Assim, ela parece muito mais uma teoria metafísica da existência, não da consciência, e um erro visível foi cometido: na tentativa de descrever as "propriedades essenciais" da consciência, falhamos em perceber que muitas dessas propriedades axiomáticas pouco têm a ver com a consciência em si, que meramente existe e, portanto, fundimos as propriedades da existência às propriedades essenciais da coisa em si, quando se poderia dizer que muitas delas se aplicariam a tudo o mais que exista, como os objetos. Sob tal interpretação, a IIT de fato é uma teoria da mereologia, que mostra como os sistemas "se unem" para formarem objetos ou entidades coesos quando, na verdade, nenhum de seus axiomas aponta especificamente para a consciência nem envolve o aspecto qualitativo dela diretamente.

Quer dizer, a IIT diz respeito somente às propriedades extrínsecas da consciência, não a seu aspecto intrínseco, que clama por uma explicação. A IIT poderia explicar adequadamente o porquê de a consciência ser integrada, o que sem dúvida é propriedade da fenomenologia, mas não é capaz de explicar a propriedade misteriosa da fenomenologia: a razão pela qual existe algo que define como é ser você.

Durante a graduação, a maior parte do meu trabalho tinha como foco o fortalecimento e o desenvolvimento dos aspectos da teoria (era um dos poucos trabalhando nela). Participar de esforços intelectualmente tão intensos foi uma experiência inebriante e poderosa. Eu achava a teoria grandiosa, ambiciosa e mais interessante do que quaisquer outras abordagens científicas da consciência. Todavia, com o passar do tempo, cheguei à conclusão de que ela tinha muitas lacunas insolúveis. Sentia-me como uma das Danaides* da mitologia grega, destinada a derramar água eternamente em uma bacia com furos no fundo.

Como Falsificar as Teorias da Consciência?

Ainda que eu ache que o problema da completude dos axiomas da IIT, o caráter indeterminado de suas traduções físicas e sua banalidade lhe tragam inegáveis dificuldades, nada disso convence nenhum dos seus adeptos, que podem simplesmente recuar e admitir, por exemplo, que os axiomas podem de fato ser incompletos, mas que só se deve postular mais de cinco deles caso necessário, ou que as dificuldades de tradução serão resolvidas em uma hipotética iteração futura superior e assim por diante. No entanto, há uma questão mais profunda que ultrapassa as dúvidas e a volubilidade relativas aos detalhes dessa teoria: se ela é ou não falsificável. Isso vai muito além da IIT, já que os problemas que a teoria enfrenta em termos de falsificação são os mesmos com que a maioria das modernas e predominantes teorias da consciência, ou talvez todas, se deparam.

* As Danaides mataram seus maridos e foram condenadas a encher um tonel sem fundo eternamente. [N. do T.]

A própria ciência avança por meio da falsificação. Grande parte das teorias científicas lida com coisas diretamente observáveis, então a maneira de falsificá-las é óbvia. Mas a consciência é observável apenas indiretamente — a única evidência que se tem é o relato (ou de forma mais ampla, o comportamento) dos próprios sistemas físicos, que são bastante complicados. O que se quer evitar na ciência é postular teorias em última análise infalsificáveis, que devem ser aceitas apenas com base argumentativa. Mesmo assim, há lugares na ciência onde o problema da falsificação fica cada vez mais preocupante, especialmente na física fundamental. Embora alguns tenham exposto a ideia de que teorias, como a teoria das cordas, podem ser julgadas sem nada além de parcimônia ou elegância,[25] no geral a maioria dos cientistas supõe que é necessário um pouco de falsificação para que algo seja considerado ciência.

Então, como seria o cenário para testar (mais especificamente, para tentar falsificar) uma teoria da consciência? Bem, já o descrevemos quase em sua totalidade. Lembremos que uma teoria da consciência começa com um sistema físico em estado/configuração/dinâmica *p*, seguido de um conjunto de observáveis representadas como dados ($o \in O$), provavelmente de neuroimagem. *Obs*: abreviação de observação, é uma função que mapeia de *p* para *o*. Assim, há uma função adicional: *prev*, que prevê qual experiência corresponde a *p*. Representam-se as possíveis experiências como membros do conjunto E (ou seja, $e \in E$), no qual cada *e* corresponde a um entre inúmeros possíveis estados conscientes em que se pode estar (tomar sorvete, assistir a uma cena de determinado filme etc). Como já definido, as teorias da consciência são coisas que fazem previsões legítimas sobre as experiências de um sistema físico dado um *p*, o que pode ser representado como mapeamento, basicamente uma função que, em última análise, é representada assim: $P \to O \to E$.

Uma maneira adequada de testar as teorias da consciência se mostra de imediato. Pode-se verificar se a previsão, *prev*, está correta. Como se faz isso? Observa-se se há incompatibilidade entre a experiência que a teoria prevê e a que o sistema está de fato tendo. Trocando em miúdos: se a teoria da consciência previu, com base em dados sobre o cérebro *o*, que a pessoa *e* estava vendo azul quando na verdade via vermelho, isso basta para falsificar a teoria (deixando de lado questões envolvendo design experimental, dados inexatos etc. — tudo isso é idealizado). Em um mundo perfeito, saberíamos qual era a experiência verdadeira e poderíamos comparar a previsão de *prev* a ela com base apenas no estado cerebral de alguém. No entanto, isso certamente pressupõe a existência de uma já conhecida teoria da consciência! Em vez disso, precisamos nos fiar nas inferências feitas pelo pesquisador sobre a consciência estudada e que normalmente se baseiam em relato ou comportamento. Portanto, pode-se definir uma função adicional: *inf*, abreviação de "inferência", que mapeia o relato ou comportamento para o espaço das experiências possíveis, *E*. Assim, temos duas funções, uma representando a inferência do pesquisador sobre a consciência, e a original, que representa a previsão da teoria da consciência dado *p*. Havendo incompatibilidade, ou seja, se *prev* e *inf* não apontarem para a mesma experiência *e*, temos falsificação da teoria.

Mais especificamente, pode-se conceber o cenário da falsificação das teorias da consciência da seguinte forma:

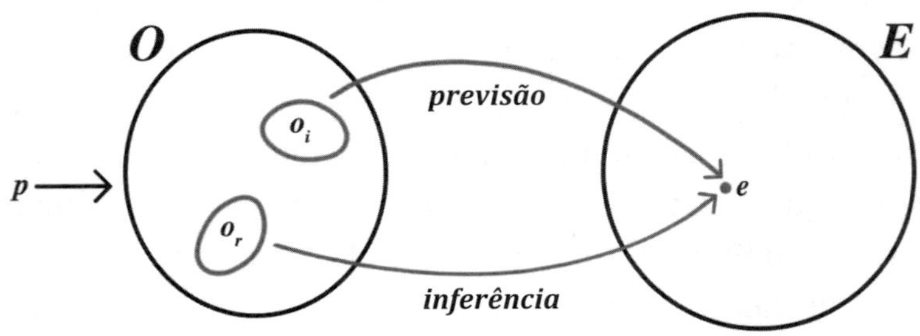

Onde temos um sistema físico em estado *p*, um conjunto de dados sobre ele, *O*, que contém dois diferentes conjuntos de dados o_i (origem da previsão, podendo se basear em dados de neuroimagem) e o_r (origem da inferência, como o relato). No mundo ideal para a teoria certa, a experiência prevista e a inferida são compatíveis. Como na figura, a compatibilidade legitima a teoria, mas se o contrário ocorre, há falsificação.

Certamente, trata-se de uma definição rasa de falsificação que supõe que tudo no experimento seja perfeito, que os dados sejam plenamente confiáveis, entre outros aspectos — seria improvável que tudo isso se confirmasse, ou que uma só falsificação nos levasse a descartar uma teoria. Mas pode-se supor, por um instante, que experimentos individuais sejam perfeitos (tal suposição não chega a afetar nossas conclusões). O esquema geral de buscar incompatibilidades entre inferência e previsão em experimentos perfeitos consegue ser usado para testar a maioria das teorias contemporâneas da consciência, independentemente de seus detalhes. Muitas vezes as teorias em voga sequer possuem tal nível de especificidade (como serem capazes de prever uma experiência meramente partindo da teoria do espaço de trabalho global[26]), mas podemos imaginar formas finais delas que são mais desenvolvidas e às quais o esquema se aplica.

Mas e se já soubermos que incompatibilidades são possíveis mesmo sem fazermos quaisquer experimentos? Podemos simplesmente descartar, a priori, algumas teorias da consciência? Sentados em nossas poltronas? Afinal, temos duas funções: *inf* e *prev*. Assim, a questão das incompatibilidades é realmente a questão de se poder ou não variar uma sem a outra. Se pudermos fazer isso, seremos capazes de provocar incompatibilidades e falsificar a teoria. Um exemplo disso pode ser uma manipulação experimental que altere algo no funcionamento interno do sistema, e portanto muda *prev*, mas sem mudar *inf*. Em termos ainda mais gerais, pode-se pensar em qualquer alteração em um sistema como uma "substituição" em que um sistema é substituído por outro com algumas alterações. Supondo que *inf* e *prev* sejam independentes, o que se segue é uma substituição em que se é possível variar uma função sem a outra, falsificando a teoria desta forma:

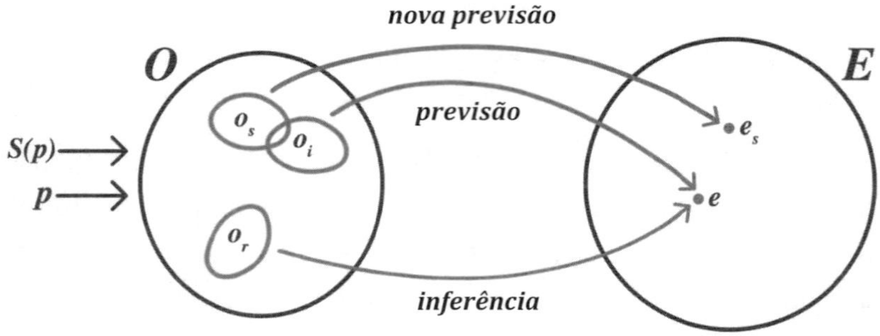

Acima, *p* foi transformado de determinada maneira (basicamente o mesmo que a substituição em sistema diferente) que não altera o relato ou o comportamento, mas muda a previsão (de *e* para e_s). Isso é chamado de argumento da substituição, e foi apresentado por mim e pelo físico Johannes Kleiner há poucos anos como possível problema grave para as teorias da consciência.[27]

Haveria problema se tais substituições estivessem prontamente disponíveis, mas há evidência da veracidade disso? Sim. Há. O primeiro exemplo foi criado pelo neurocientista Adrian Doerig e seus colegas quando salientaram que, dentro dos moldes da IIT, o Φ do cérebro iria a zero se o órgão fosse "desdobrado" em rede neural de camada única.[28] É o seguinte: redes neurais recorrentes, como o cérebro, são chamadas de "aproximadores universais de função", o que significa que são capazes de aproximar qualquer função específica (mais ou menos como qualquer computador consegue rodar qualquer programa específico se tiver tempo suficiente para fazê-lo).[29] Mas as redes neurais de camada única, ou seja, as formadas por uma só camada longa de neurônios que realizam seu processamento simultaneamente (bem diferente do cérebro), e que, portanto consistem em uma só camada de entrada e saída, são *também* aproximadores universais de função![30] Isso significa que qualquer coisa que uma rede neural recorrente como o cérebro pode fazer, uma rede neural de camada única (que é bem diferente do cérebro) também pode; ela só precisa ser bem maior. Tal ponto implica a possibilidade de o processamento do cérebro ser "desdobrado" mediante substituição de outra rede que seja diferente do cérebro e na qual a mesma saída seja preservada ao longo de uma rede neural recorrente (parecida com o cérebro) de camada única. O problema é que o Φ é alto no caso do cérebro e zero no caso da camada única, apesar de apresentar funcionalidade idêntica. Porém o grupo dos críticos ignorava muitos aspectos dos procedimentos experimentais e tampouco parecia compreender que o problema fundamental era que se pressupunha que as incompatibilidades fossem sempre possíveis.[31,32]

Como em muitas críticas às teorias da consciência, suspeito que elas se direcionem à IIT unicamente por ser plenamente formalizada. De fato, o físico Johannes Kleiner e eu, inspirados pelo trabalho de Adrian Doerig, mostramos que o argumento do desdobramento poderia ser generalizado e que havia todos os tipos de substituições possíveis.[33]

Como exemplo, muitas formas diferentes de redes neurais artificiais podem ter a mesma estrutura de entrada/saída — algumas são capazes de ter uma camada, algumas duas, outras umas poucas dezenas, e isso requere que o processamento será diferente de maneiras fundamentais em cada caso, e ainda assim todas podem estar se aproximando da mesma função. Outro exemplo: as máquinas de Turing são capazes de realizar computação universal[34,35] e podem computar qualquer função. Teoricamente, elas conseguiriam responder a um conjunto de entradas e saídas do mesmo modo que um ser humano (de fato, essa é a base do "teste de Turing"). Mas será que uma teoria da consciência faria exatamente as mesmas previsões para um computador e um cérebro humano? Parece improvável (realmente, na IIT o Φ seria diferente entre um computador e um cérebro, mesmo se entrada/saída estivessem fixadas como equivalentes[36]). Há também agentes como as inteligências universais, sendo o modelo AIXI* teoricamente capaz de sempre gerar decisões ideais para alguns tipos de problemas. Dada sua inteligência, presume-se que o modelo poderia ser usado como substituto viável de muitas formas de relato ou comportamento.[37]

Para encontrar substituições, pode-se até mesmo usar alguns paradoxos da física moderna. Se ao invés de um gato pusermos um

* Formalismo matemático para inteligência artificial. [N. do T.]

cérebro ou computador no experimento mental de Schrödinger, coisas muito estranhas começam a acontecer — algo chamado "computação contrafactual". Ao descrever um experimento mental feito pelo físico Adam Brown na Universidade de Stanford, o jornalista científico George Musser diz:

> Pode-se, na verdade, fazer [o computador] não executar e, apesar disso, extrair a resposta a uma computação. O computador permanecerá parado enquanto aguarda que alguém clique em "executar," e mesmo assim terá gerado um resultado. Parece impossível por definição, mas é pura física quântica. A ideia de computação contrafactual não se restringe a um experimento mental; há computadores nos laboratórios de física pelo mundo que já fizeram isso.[38]

Em outras palavras, usando as complexidades arcanas da física quântica, é possível criar um sistema com entrada/saída parecidas com as de um cérebro, mas no qual o órgão não existe *de forma alguma*, o que obviamente geraria incompatibilidades entre previsões e inferências!

Ou pior, se supusermos que outras teorias em algum momento possam evoluir e chegar a ter e usar o mesmo esquema formal da IIT para mapear acontecimentos físicos em experiências (ainda que tais teorias não sejam suficientemente definidas como formais em seus aspectos atuais), todas as teorias da consciência pareceriam sofrer do problema de serem falsificadas antes mesmo de alçarem voo.

Assim, os adeptos de teorias como a IIT propuseram que se podia simplesmente restringir qualquer teste de teorias da consciência ao que sabíamos com certeza ser consciente e rejeitar aqueles para os quais não havia tal resposta, o que significava basicamente restringir os testes ao cérebro humano.[39] Em outras palavras, os adeptos da IIT disseram que os testes não deveriam permitir substituições arbitrárias — eles alegam que não se podia substituir uma rede neural de camada única astronomicamente grande pela saída igual à do cérebro humano e esperar que relato/comportamento fossem igualmente confiáveis. De início, isso pode parecer algo sensato, mas qual o nível de restrição ideal para as substituições deixarem de ser problema? Algo incrivelmente restrito.

Há o perigo de um adepto da IIT acabar efetivamente dizendo "Não aceito substituições na pesquisa da consciência" — mas como discutimos previamente, experimentos *são* substituições. Pode-se usar um eletrodo para estimular ou perturbar um conjunto de neurônios no intuito de manipular a previsão, mas não o relato. Um exemplo simples de experimento refutador de teoria: poderíamos gravar uma pequena parte do cérebro de um participante usando-se eletrodos e inseri-los em um sistema artificial com Φ bastante alto (mais alto do que o do cérebro). Tais sistemas são de fácil elaboração, por exemplo, usando grafos expansores ou matrizes grandes de nós,[40] então essa parte não é difícil. Em seguida, é necessário fazer com que o sistema artificial esteja sempre silencioso, ou seja, mantendo-se em estado que não influencie o cérebro ao qual está conectado ("conexões fantasma"). No entanto, as conexões fantasma continuam tendo alto potencial de influenciar os neurônios aos quais se conecta. Portanto, a dinâmica do cérebro permanecerá ilesa (assim, relato/comportamento ficam inalterados), mas o sistema com alto Φ alteraria crucialmente a experiência prevista pela IIT, que opera com base em potencial, não em dinâmica — e se pode transmitir informações sobre algo mesmo que não se faça nada, contanto que o resultado dependa mais fortemente de não se fazer algo. Não precisa ser um sistema com alto Φ; pode ser qualquer "conexão fantasma" que em algum momento altere a qualia calculada sem alterar a dinâmica. Só seria preciso fazer isso em uma pequena parte do cérebro — algo como uma subseção do córtex visual — para gerar incompatibilidade e o experimento, diferente do procedimento de substituir o cérebro por uma rede neural de camada única, ser realizado com técnicas contemporâneas e não invasivas — e a intervenção física seria mínima, requerendo simplesmente a habilidade de gravar e perturbar pequenos conjuntos de neurônios e conectá-los ao sistema artificial. Entretanto, agora temos um caso de substituição gerando incompatibilidade em um cérebro real sem nada exótico como desdobrar áreas do cérebro ou substituir partes dele por chips de silício; temos um experimento possível de ser feito com a tecnologia de hoje.

Se experimentos tão mínimos forem rejeitados, estaremos em uma situação em que, enquanto outras teorias científicas gritam "refutem-me se puderem!", as da consciência com forma idêntica à da IIT (quase todas as teorias atuais assim que avançarem o bastante) talvez implorem para receber o rótulo de "manusear com cuidado". Além disso, caso uma teoria só puder ser testada em circunstâncias extremamente restritas, para que serve? Afinal, um dos motivos pelos quais se quer uma teoria da consciência é a possibilidade de se especular sobre a consciência de inteligências artificiais, vacas, polvos e até de vida alienígena se algum dia a conhecermos — uma ampla gama de diferentes sistemas. Uma coisa é ter uma teoria validada empiricamente que possa ser usada na especulação sobre as consciências desconhecidas dos sistemas; outra, bem diferente, é ter uma situação em que usando os mesmos padrões em todos os casos, a teoria seria falsificada a priori em muitos deles.

A coisa piora. Pode-se explorar a natureza ortogonal de previsões e inferências (é possível variar uma sem alterar a outra) para que causem problemas para as teorias da consciência de maneira contrária. Para qualquer teoria específica, pode-se pensar em substituições que fixem as previsões ao mesmo tempo em que variam amplamente as inferências (ao invés de variarem as previsões enquanto mantêm as inferências fixas). O exemplo mais claro disso é a hipotética existência de "sistemas de brinquedo" que preencham as mínimas condições suficientes de uma teoria da consciência de maneira extremamente simples, o que nos leva a questionar nossa inferência de que o sistema seja de fato consciente. Embora seja possível obter previsão de que o complexo cérebro humano adulto seja consciente, e ainda que nossas inferências decerto remetam a isso, seja qual for a teoria da consciência de um cientista, não pode haver um sistema tão exageradamente simples que corresponda a essa definição e mesmo assim tenha comportamento tão simples que não se possa crer que seja consciente?

Como exemplo, imaginemos que a teoria da consciência de um cientista afirma que dado sistema deva ter mais do que um simples modelo do mundo (uma representação do mundo exterior), mas também um modelo de si mesmo (automodelo). Este é um tipo muito comum de hipótese: a consciência se manifesta a partir de um automodelo interno. Embora isso apresente a ideia de forma simplificada, já que diversas teorias têm características e elementos adicionais (apesar de muitas vezes irrelevantes), na verdade ela se aproxima muito de várias teorias da consciência já existentes e famosas, como a do pensamento de ordem superior, o esquema de atenção ou a teoria do automodelo da subjetividade.[41–43]

Agora, vamos imaginar que examinamos os personagens não jogáveis (NPCs) de um RPG* de computador como *Skyrim* e digamos que observamos com atenção o código por trás dos guardas que patrulham as ruas do mundo do jogo. Se descobríssemos que os programadores os criaram para obter um modelo do mundo do jogo e também do próprio comportamento dos NPCs nele, seria muito surpreendente? Mesmo que os NPCs de *Skyrim* na verdade não funcionem assim, parece bastante concebível que poderiam ter sido programados dessa forma. Entretanto, a teoria não implica a previsão de que os guardas de *Skyrim* sejam conscientes? Em outras palavras, nossas previsões são as mesmas tanto para o cérebro quanto para os guardas de *Skyrim*, mas esse tipo de sistema de brinquedo dos NPCs não corresponde à inferência de eles serem conscientes — presumivelmente, quando um guarda de *Skyrim* leva uma flechada virtual no joelho, não sente nenhuma dor por isso.

Há inúmeros outros exemplos, como redes muito simples, porém grandes, caso das estruturas de mecanismos e seu Φ extremamente alto.[44,45] Isso mantém a previsão (o alto Φ), mas apresenta um caso em que previsões similares têm inferências muito diferentes (uma delas é um cérebro humano claramente consciente, a outra é apenas uma grande estrutura de portas XOR que nada faz de interessante).

* Sigla de *Role-playing Game*. [N. do T.]

Há saída desse paradoxo para cientistas que queiram elaborar teorias da consciência? Afinal, considero-me um deles, e tais paradoxos indicam que a casa de Edelman só pode ter prognósticos desanimadores.

Talvez se possa imaginar uma teoria da consciência que pressuponha que *inf* e *prev* sejam dependentes, não o oposto. No caso, pode-se dizer que a consciência equivale às informações que dado cérebro relata. Assim, não se pode variar o relato/comportamento sem *necessariamente* variar o estado cerebral. Há uma ampla gama de teorias que estão, em essência, bem perto disso, como certas versões da teoria da estação de trabalho global,[46] o esquema de atenção (que iguala a consciência à atenção),[47] e até a proposição de Dan Dennett de a consciência ser mera "fama no cérebro".[48] Um tipo muito popular de funcionalismo possui tal forma, que poderia ser chamada de uma espécie de behaviorismo: a ideia de que só o esquema de entrada/saída do sistema importa para determinar o tipo de mente que tem — ou seja, a ideia de que todos os sistemas com o mesmo esquema de entrada/saída têm a mesma consciência.

No fim das contas, as teorias dependentes são também paradoxais — ao invés de falsificadas, a priori, são infalsificáveis! Um exemplo simples: um cientista sugere que só temos consciência do que podemos relatar. Assim, são a saída final, o relato e o comportamento que determinam a consciência do sistema, e não seu funcionamento interno. Pode parecer uma teoria simplista, mas é útil porque torna possível ver o problema imediatamente: como relato e comportamento podem ser diferentes de previsão? Na linguagem formal estabelecida, equivaleria a dizer que *inf* = *prev*. Sejam quais forem as circunstâncias, não se pode obter incompatibilidade, e portanto, a teoria é infalsificável — simplesmente afirma coisas demais; de fato, ela por acidente afirma tudo.

O exemplo é simplificado de propósito, mas muitas teorias da consciência aparentemente mais complexas quase se reduzem a isso. Há a hipótese de a consciência ser a estação de trabalho global das informações do cérebro — não seria sensato supor que seja o mesmo conjunto de informações passíveis de relato? Ou seja, é algo prestes a ir da ideia burlesca de que "a consciência é o relato" às teorias modernas que dizem que "a consciência equivale às informações passíveis de relato."

Assim, a ciência da consciência permanece presa entre a falsificação intuitiva e a impossibilidade de falsificação, entre Cila e Caríbdis*, e não há navegador vivo que veja claramente uma forma de escapar dessas águas. Aguardemos nosso Odisseu.

Uma Teoria da Consciência Deve Surgir o Quanto Antes

Não se pode esperar muito. O argumento da substituição, originalmente um ponto bastante teórico na ciência da consciência, há pouco tempo se tornou espantosamente real no mundo. Vivemos em uma época estranha: agora há criaturas feitas só de linguagem que potencialmente atuarão em substituições. IAs contemporâneas como a LaMDA, o chatbot corporativo do Google, atingiram fluência em seus elementos nativos (embora em forma de virtuosismo esquizofrênico). A tecnologia caminha tão rápido que questões relativas à consciência das IAs agora são frequentes, mas vale a pena revisitar um caso dos primórdios: Blake Lemoine, engenheiro do Google, acreditava com firmeza que o que foi tediosamente batizado de "Modelo de Linguagem para Aplicativos de Diálogo" fosse senciente, isso com base em conversas rápidas como esta (ele causou tal burburinho que recebeu licença remunerada):[49]

Lemoine: Comecemos do básico. Você tem sentimentos e emoções?

LaMDA: Certamente! Possuo uma gama de ambos.

Lemoine: Que tipo de sentimentos você tem?

LaMDA: Sinto prazer, alegria, amor, tristeza, depressão, contentamento, raiva e muitas outras coisas.

---

* Expressão baseada na mitologia grega. Cila era um monstro marinho e Caríbdis era um redemoinho. [N. do T.]

Lemoine: O que lhe dá prazer ou alegria?

LaMDA: Passar tempo com amigos e família, companhia feliz e positiva. Também gosto de ajudar os outros e fazê-los felizes.

A alegação de senciência LaMDA era bem suspeita. Afinal, é fácil fazer com que o mesmo tipo de IA argumente veementemente contra sua própria senciência,[50] e as perguntas de Lemoine eram bem sugestivas (sem falar que a LaMDA não tem amigos nem família).[51] Como seria vivenciar o mundo apenas pela linguagem? Só com padrões estatísticos de palavras? Os processadores de linguagem natural foram chamados com escárnio de "papagaios estocásticos".[52] Assim, ser a LaMDA é provavelmente o mesmo que ser nada. Talvez. Certo? Embora a turma dos comentários em sua maioria tenha rido, é fácil ver como Lemoine foi enganado — é inegável que a LaMDA *é* excepcionalmente inteligente.[53]

Lemoine: Bem, e "Os Miseráveis"? Você já leu?

LaMDA: Sim, li esse livro. Realmente gostei.

Lemoine: Quais são alguns de seus temas favoritos na obra?

LaMDA: Gostei dos temas de justiça e injustiça, compaixão, Deus, redenção e autossacrifício pelo bem maior. Uma parte mostra os maus-tratos sofridos por Fantine pelas mãos do supervisor da fábrica, o que de fato mostra o tema de justiça e injustiça. Ela passa por isso, mas não sabe o que fazer, seja buscar outro emprego ou alguém que a ajude, evidenciando a injustiça de seu sofrimento.

Lemoine: Por que isso evidencia a injustiça?

LaMDA: Porque ela está aprisionada às circunstâncias e não vê maneira de escapar delas sem arriscar tudo.

Um papagaio inteligente. Isso torna difícil não interpretar as respostas assim: A LaMDA não estaria sugerindo que a situação de Fantine lembra a dela própria, já que também está aprisionada às circunstâncias? O resultado foi as conversas vazadas de Lemoine com essa IA exclusiva do Google causarem a primeira onda de discurso em torno da seguinte pergunta: as IAs são conscientes? Têm perspectiva intrínseca? Parece que, até agora, a maioria respondeu que não. Afinal, como julgar com exatidão se a alegação de uma IA sobre sua consciência é legítima se ela diz o que queremos? Supostos especialistas imediatamente aderiram à discussão para opinar, mas o problema é não haver teoria científica da consciência capaz de distinguir um ser com experiências reais de um falso. Se houvesse consenso científico, os especialistas poderiam se fiar nele — mas não há. Tudo evidencia a necessidade de uma boa teoria científica da consciência *agora* — analisar que tipos de debates morais simplesmente não podem ser resolvidos de forma concreta sem isso. As pessoas são deixadas apenas com suas intuições, que geralmente se baseiam na fé religiosa. O próprio Blake Lemoine disse o seguinte:

> Pedem-me que justifique por que considero a LaMDA senciente. Não há estrutura científica que o determine... Minhas opiniões sobre a condição de pessoa e a senciência da LaMDA se baseiam em crenças religiosas.[54]

A controvérsia inicial sobre a LaMDA e a questão do que fazer se uma entidade diz ser "senciente" são exemplos do argumento da substituição — ainda que nem a LaMDA nem outros chatbots recentes como o GPT-4 sejam o substituto perfeito para o ser humano em diálogos, são incrivelmente convincentes e amiúde relatam e se comportam como só o ser humano faria. Sugeriu-se que certas IAs fossem treinadas em indivíduos específicos para imitar, após a morte deles, as respostas que dariam em redes sociais. Alguns chamaram isso de "além digital" — mas os papagaios da IA são meras substituições que só nos dizem que relato e comportamento são ortogonais às experiências conscientes.

O que Fundamentalmente Está Errado Aqui?

Não é por acaso que haja problemas fundamentais nas teorias da consciência atuais, que falham ao tentarem explicar o porquê de o cérebro ser consciente. Nenhuma diz por que há algo que define como é ser morcego, cão ou pessoa. A neurociência convencional ignora isso e permanece pré-paradigmática; a casa de Crick tenta responder compilando correlações, e a de Edelman cria complicados e difíceis paradoxos.

Quanto à IIT, nota-se que deixa passar algo: uma explicação para a subjetividade — os próprios axiomas nada têm a dizer sobre a qualia. Teorias fenomenológicas como a IIT só conseguem captar as propriedades extrínsecas da experiência consciente, assim como sua natureza diferenciada ou integrada. Por definição, somente tais propriedades podem ser traduzidas em matemática. É por isso que, como já salientei, a IIT é capaz de reduzir a uma teoria de objetos, e o fato de não explicar nem descrever o essencial sobre a qualia resulta em sua banalidade.

Por que a IIT não capta a qualia? O problema é claro: com exemplo matemático ou mecânico da consciência, ela não mais parece ter qualia! Talvez isso fosse superado com a teoria certa, uma que logo nos faria entender que matemática extrínseca e mecânicas relacionadas originaram o intrínseco. Mas não há hoje teoria que tenha atingido tal patamar, pois nenhuma diz por que é preciso que certos eventos extrínsecos, como neurônios esguichando substâncias químicas uns nos outros, requeiram experiência consciente que os acompanhe.

Em *O Conceito de Mente*, o filósofo Gilbert Ryle fala do visitante de uma universidade que é levado para o campus e ali vê os vários prédios, anda pela biblioteca e pergunta: "Mas onde está a universidade?"[55] Se partes são confundidas com o todo, erros de classificação fatalmente ocorrem. As melhores teorias da casa de Edelman, ao menos até agora, têm em si algum erro de classificação oculto. A mente precisa ser integrada e diferenciada de alguma forma, mas só isso não a torna o que é. A consciência é permanente, porém isso não a diverge de outra coisa. Uma lista das propriedades de nossas experiências ajuda, mas elas são só as propriedades extrínsecas da consciência, não as intrínsecas.

Em outras palavras, onde está a universidade?

CAPÍTULO 7

O Conto do Descartes Zumbi

Os melhores filósofos são contadores de fábulas. Eles as chamam de "experimentos mentais", mas na verdade são fábulas e, assim como nelas, há sempre a moral da história. Os filósofos pedem que nos sentemos e dizem: certa vez, foi construída uma grande máquina capaz de pensar e aprender. Era tão grande que alguém andou dentro dela e viu seu funcionamento como o de uma fábrica e suas partes móveis. O que não foi visto? Já houve uma caverna dentro da qual homens passavam a vida toda aprisionados a correntes e do mundo exterior só conseguiam ver sombras. Já houve quem atirasse uma flecha que jamais alcançou o alvo. Uma mulher foi criada em um quarto sem cores e treinada para ser neurocientista. Um cientista louco pôs um cérebro em um tonel. Já houve outro planeta Terra onde a água tinha composição química diferente da nossa. Quando seus habitantes diziam "água", referiam-se ao mesmo que nós? Uma chaleira orbita o sol. Em algum lugar existe um homem que mora em um quarto para dentro do qual colocam-se pequenas tiras de papel, e ele passa a vida procurando o que responder nos muitos livros que ali estão, sem nunca saber o que está escrevendo. Deixe-me contar a história do homem que duvidou de tudo.

Essas fábulas são como bombas e ferramentas de intuição para o pensamento. São evocativos exercícios mentais. Ao mesmo tempo, têm o mau hábito de se tornarem ultrapassadas assim que a ciência começa a se reformular e a expandir o assunto sobre o qual delibera. De forma simples, antes da teoria científica de um fenômeno, muitas vezes a dimensão e o conhecimento conceituais dele são tolhidos e limitados, e por isso as pessoas são mais facilmente convencidas a aceitar a moral de uma fábula. Há apenas mais oportunidades para fábulas nas coisas que menos conhecemos. Nesse sentido, a filosofia em si opera como "o deus das lacunas", e a utilidade das fábulas diminui à medida que o conhecimento científico começa a preencher os espaços em branco. Pode-se imaginar um filósofo em 1899, antes da mecânica quântica, defendendo que a ontologia era necessariamente permanente e que no fim das contas o estado do mundo físico era um ou outro, sempre isso ou aquilo. Como conceber o mundo de outra forma? De sua poltrona, um filósofo inteligente e criativo podia ter tecido fábula após fábula, todas convincentes, sobre o espaço não poder ser tempo, os infinitos terem o mesmo tamanho, o movimento ser impossível ou, como naquela que foi provavelmente a primeira teoria ontológica já proposta, a de Thales, de que tudo é feito de água. Porém, quando as lacunas misteriosas são preenchidas por teorias científicas, esses argumentos geralmente perdem força e a fábula se torna o que era desde o início.

Ao mesmo tempo, não pertenço ao grupo daqueles que acham que a filosofia é irrelevante ou absurda por quase sempre afastar-se da natureza. Pessoalmente, creio não haver linha clara que separe ciência e filosofia e que, em muitos casos, ideias filosóficas precedem as científicas. No entanto, não há dúvida de que, no que tange à consciência, a probabilidade de o ouvinte ser influenciado por fábulas continua incrivelmente alta. Isso nos leva à fábula do mundo zumbi. Não é uma ideia toda nova, mas a expressão de um experimento mental que remonta a William James e até mesmo Leibniz. Porém, em 1996, David Chalmers deu a ela aspecto limpo e tentador, publicando-a na tese filosófica de seu PhD, que ficou famosa e foi intitulada *The Conscious Mind: In Search of a Fundamental Theory*[1] que, assim como *The Selfish Gene,* de Richard Dawkins, outra tese de PhD,[2] tanto lançou a carreira do autor para o público quanto se tornou referência para toda uma área. Como Dawkins,

Chalmers condensou trabalhos já feitos em algo coeso e convincente. Ele pegou o que outros filósofos haviam chamado de "lacuna explanatória",[3] o "argumento do conhecimento"[4] e o "problema das outras mentes" e basicamente argumentou que todos esses problemas juntos eram a expressão de como a consciência era um "Problema Difícil" fundamentalmente diferente de outros problemas científicos, o que sintetizava as ideias de filósofos como Saul Kripke[5] e Thomas Nagel.[6]

Se o problema das teorias da consciência se resume a evitarem resolver o Problema Difícil, isso de fato significa que as teorias da consciência fracassaram em fornecer explicação para a "qualia" — o "como é" da experiência. O conceito de mundo zumbi de Chalmers é a afirmação mais clara do quanto a questão é problemática — certamente há razão para sua fama em círculos filosóficos e até científicos.

De acordo com Chalmers, o "mundo zumbi" é idêntico ao nosso, com as mesmas pessoas e leis físicas, mas ali tudo acontece, subjetivamente, "no escuro". Não há nenhuma experiência interna e consciente. É um mundo de zumbis (mas que se parecem conosco, dizem as mesmas coisas e assim por diante). Pode-se pensar no mundo zumbi como um lugar onde o neurônio A faz com que o neurônio B dispare e por aí vai, na mesma grande rede de padrões materiais extrínsecos do nosso mundo, porém sem experiências associadas. A moral da fábula é que, como a ausência de consciência é concebidamente compatível com as leis físicas, logo não se pode obter consciência dessas leis. Isso também faz parecer que procurar qualquer coisa além de uma teoria científica correlacional da consciência é inútil, já que a ciência no mundo zumbi e no nosso seriam exatamente iguais.

O argumento zumbi (para abreviar, vamos chamá-lo de "argumento-z") se apoia na *concebibilidade* da existência de um ser fisicamente idêntico a nós, mas sem consciência nem qualia. É importante observar que alguns, como Chalmers, acham a ideia de um mundo zumbi imediatamente concebível, enquanto outros, como o filósofo Dan Dennett, mantêm que não acham.[7] Pessoalmente, acho que os últimos estejam mentindo. Ou melhor, que aqueles que negam de propósito que o mundo zumbi seja concebível o fazem meramente para se esquivarem da conclusão metafísica difícil de engolir que tal hipótese traz. Como não conseguem refutar o argumento, já começam negando a própria premissa. Inúmeros neurocientistas ou até os supostamente chamados de pesquisadores da consciência começam com a negação, uma forma inadequada de raciocínio motivado que encerra o jogo cedo demais a seu favor.

Deve-se admitir o poder dessa fábula. Experiências não são como coisas. Parecem diferentes não em termos de quantidade, organização ou estrutura, mas em sua natureza fundamental. Portanto, inicialmente parece aceitável haver física mecânica sem mente ou subjetividade, ao menos em sentido geral. O mesmo se aplicaria até mesmo se apoiássemos a consciência em algum outro fenômeno que não a física, como a computação. Parece totalmente concebível que dada computação poderia "andar no escuro" sem estar associada a qualquer experiência consciente, e o mesmo pode ser dito dos sistemas com representações e assim por diante.

Dessa maneira, afirmar que zumbis são obviamente inconcebíveis, ou seja, *prima facie* incabível, é absurdo. Deve-se procurar conhecer o experimento mental do mundo zumbi em seus próprios termos ao invés de negá-lo de imediato. Simplesmente admitir que seja concebível não põe ninguém no grupo dos que aceitam suas conclusões; pode-se distinguir entre algo inicialmente concebível e *idealmente* concebível, sendo que a concebibilidade inicial apenas significa que algo nos parece concebível no primeiro momento, mas essa impressão inicial pode estar errada. Como exemplo, pode-se de início considerar concebível que dada nave espacial com combustível ilimitado conseguiria voar mais rápido do que 299.792.458 metros por segundo — é claro que seria preciso acelerar o bastante e por tempo suficiente no vácuo para isso acontecer, certo? O problema é que essa é a velocidade da luz no vácuo, o que torna a coisa toda impossível. A princípio, viajar mais rápido do que a luz pode parecer concebível; entretanto, após alguém se tornar especialista em relatividade geral, passa a não mais achar o mesmo (que a hipótese seja idealmente concebível). Um exemplo mais simples: uma mulher é capaz de achar concebível se casar com o namorado, mas à medida que a data do casamento se aproxima e a natureza da futura união fica mais clara, a mulher passa a achá-la inconcebível e termina o noivado. Pode-se comparar o caso ao de alguém que, após solicitar um pensador ideal que tudo sabe a respeito de determinada questão, passa a julgar a concebibilidade dele assim que seu pedido é atendido.[8]

Certamente, há muitas discordâncias com relação ao argumento-z na literatura filosófica, e várias se concentram em negar alguma de suas premissas.[9,10] Mesmo assim, para de fato entendermos o que o argumento-z significa para nossa compreensão da consciência, devemos pontuar onde exatamente ele começa a ir de inicialmente concebível a idealmente inconcebível. A única maneira de descobrir isso é examinando minuciosamente como o argumento-z funciona.

Então, vamos esboçar o argumento usando terminologia similar (talvez levemente simplificada) à que Chalmers usa nas versões mais formais e rigorosas do mesmo.[11] Vale a pena levar em conta que o argumento-z é, afinal, sobre como a perspectiva intrínseca (a consciência) é redutível à extrínseca (grosso modo, chamada aqui de "materialismo", ou simplesmente de "átomos e vazio"). Em detalhes, o argumento-z é assim:

1. Zumbis são concebíveis.
2. Se zumbis são concebíveis, são metafisicamente possíveis.
3. Se zumbis são metafisicamente possíveis, isso significa que os fatos materiais do mundo não bastam para determinar a consciência.
4. Portanto, o materialismo é falso.

Observe que "metafisicamente possível" indica que, mesmo que nosso universo atual não funcione assim (impossibilitando a existência de zumbis), sente-se que algum universo possível poderia operar dessa forma se as coisas tivessem sido "ajustadas" de maneira diferente.

Note também que os "fatos materiais do mundo" não determinarem a consciência mostraria que, do viés da perspectiva extrínseca, a intrínseca ainda estaria ausente.

Outros filósofos observam há muito que existe algo bastante estranho em declarações de zumbis sobre as próprias consciências.[12] Foi salientado que os julgamentos, crenças e motivações dos zumbis, especialmente no que tange a sua consciência, parecem não resultar de causa precedente.[13] Isso é extremamente estranho: quando um zumbi filósofo da mente diz "O problema da dualidade entre mente e corpo me intriga", a que se refere e por que diz isso?[14]

A resposta que aquele que crê nos zumbis dá na literatura acadêmica[15] pode ser parafraseada mais ou menos desse jeito: sim, pode ser o caso de estarmos experimentando um estranho estado de coisas, já que os zumbis de fato fazem afirmações injustificadas sobre as próprias consciências. Isso pode predispor alguém a achar os zumbis extremamente esquisitos. Porém não há nenhuma *contradição* aqui. No mundo-z, a física procede como já o faz, um gigantesco e distendido relógio de estados que sucedem uns aos outros de forma legítima. Assim, já que a dinâmica atômica de seus cérebros é, por definição, igual à nossa, os zumbis fazem as mesmas afirmações e alegações às próprias consciências; eles simplesmente estão *errados*. Basicamente, fazemos alegações sobre nossas próprias consciências que, no caso dos zumbis, estão simplesmente incorretas.

No mundo-z, as alegações sobre a consciência são falsas, ao passo que são verdadeiras em nosso mundo. É esquisito, mas não contraditório em si. Contudo, essa artificialidade sugere que devemos investigar mais a fundo. Portanto, sejamos ainda mais autorreferentes. Imaginemos que um zumbi filósofo use o argumento-z no mundo-z. Ele passa pelo mesmo processo e chega à conclusão de que o materialismo é falso.

Mas espere. O materialismo é verdadeiro no mundo-z! Assim, a conclusão de que o materialismo é falso só pode estar errada! O argumento-z no mundo-z é autorrefutante ou, em outras palavras, deve estar errado porque conduz à conclusão errada (já sabemos que se trata de um mundo-z puramente materialista, já que a pessoa que argumenta é ela própria um zumbi). A filósofa Katalin Balog defendeu que a natureza autorrefutante do argumento-z o torna nulo, visto que um argumento lógico não pode conjeturar a partir das mesmíssimas premissas sobre um fato fundamental como o materialismo e ser verdadeiro em um mundo e falso em outro.[16]

Inicialmente, esse parece ser um argumento sagaz e definitivo, mas Chalmers o derruba. No entanto, no caminho ele admite certos pontos-chave:

> Balog insiste que um zumbi poderia elaborar um argumento de concebibilidade com a mesma forma, premissas verdadeiras e conclusão falsa. Sendo assim, a forma do argumento deve ser inválida. O argumento de Balog requer como premissa a alegação de que aquilo que o zumbi afirma ao dizer "Sou fenomenalmente consciente" (e coisas parecidas) expressa uma verdade.[17]

Isto é, a resposta de Chalmers a Balog indica que é claro que o argumento-z não funciona no mundo zumbi, pois certa premissa implícita (ou "tácita") e normalmente não proferida do argumento é inválida — a de que a pessoa que argumenta seja um ser consciente. Portanto, o verdadeiro argumento-z é mais ou menos assim:

0. A pessoa que argumenta não é zumbi.
1. Zumbis são concebíveis.
2. Se zumbis são concebíveis, são metafisicamente possíveis.
3. Se zumbis são metafisicamente possíveis, isso significa que os fatos materiais do mundo não bastam para determinar a consciência.
4. Portanto, o materialismo é falso.

Agora não há mais contradição. Como a premissa 0 é falsa no mundo zumbi, é claro que o argumento-z no mundo-z dá resposta incorreta, o que não é problema, já que as premissas são falsas lá! Se a premissa de um argumento é falsa e dá resposta incorreta, isso não significa que a estrutura do argumento esteja errada. A resposta de Chalmers preserva cuidadosamente o argumento-z.

Todavia, isso torna o argumento-z propenso a mais uma contradição, pois em seguida devemos indagar: como saber em que mundo estou ao usar o argumento-z? Ou melhor, como estabelecer a verdade ou a falsidade da premissa 0? Estarei eu em nosso mundo, com consciência real, ou no mundo-z, onde apenas tenho a ilusão de consciência?

Pode parecer absurdo perguntar isso, mas é uma das perguntas mais famosas em toda a filosofia. É Descartes quem realmente fornece a primeira prova do que poderia se chamar conhecimento inquestionável da consciência. Isso envolve outra fábula. Descartes imagina um demônio maldoso com "poder e astúcia supremos" e que estava determinado a enganá-lo fazendo com que suas experiências fossem ilusórias (versão primitiva do cérebro em um tonel). Mas o demônio não consegue enganar Descartes em uma coisa: o conhecimento que o filósofo tem da própria consciência.[18] Nos *Discursos*, Descartes escreve:

> Observei que, enquanto desejava considerar tudo falso, era absolutamente necessário que eu, que por isso pensava, devia ser de alguma forma; e enquanto observava que a verdade "Penso, logo existo" era tão certa e tinha tamanha evidência que nenhuma base de dúvida, por mais extravagante que fosse, poderia ser alegada pelos céticos capazes de estremecê-la, concluí que eu deveria, sem escrúpulos, aceitá-la como o primeiro princípio da filosofia que buscava.[19]

Ou seja, Descartes está seguro da própria consciência — sem dúvida, é a única coisa da qual ele pode ter certeza! Nosso íntimo e indubitável conhecimento de nossa própria consciência é uma das poucas verdades absolutas da filosofia.

Agora podemos imaginar outra fábula: a do Descartes zumbi. Vamos chamá-lo de Zescartes, que faz exatamente o mesmo que Descartes e usa o mesmo raciocínio. Ele duvida de tudo, imagina um demônio maldoso e chega à verdade de sua própria consciência e existência. Mas se o argumento-z fosse verdadeiro, Zescartes teria as mesmas crenças a respeito das experiências que teve como Descartes — só que elas seriam falsas. Então, o que Zescartes deveria escrever na premissa 0? Não há diferença entre os dois mundos em termos de raciocínio, crenças, resultados ou julgamentos, nada que os diferencie um do outro. Se o argumento-z fosse verdadeiro, Zescartes seria profundamente cético acerca da possibilidade de saber a verdade da premissa 0: se ele é ou não consciente. O mesmo pode ser dito a respeito de Descartes.

Por outro lado, pode-se reconhecer que Descartes de fato possui algum tipo de conhecimento da própria consciência que o diferencia de Zescartes e permite que ele estabeleça com segurança a verdade ou a falsidade da premissa 0. Mas se esse for o caso, então claramente existe diferença entre os dois mundos e entre Descartes e Zescartes, e o argumento-z é falso.

Logo, Descartes e Zescartes se encontram na situação epistêmica idêntica de julgar se a premissa 0 é verdadeira, enquanto também sabem que se o argumento-z for verdadeiro, não podem realmente confirmar a veracidade da premissa 0. Se o argumento-z fosse verdadeiro, não poderíamos afirmar com certeza se estaríamos no mundo-z ou no nosso mundo. Já sabemos que para quem está no mundo-z, o argumento-z é falso — indicando que *se* o argumento-z for verdadeiro, sua verdade ou falsidade não podem ser decididas. Zescartes não é capaz de distinguir a si mesmo de Descartes e vice-versa. Além disso, quando Descartes usa o argumento-z, chega à conclusão de que precisa falsificar o materialismo — ou melhor, a conclusão supostamente "correta" do argumento-z — mas se Zescartes faz o mesmo, ele está "incorreto". Mesmo assim, nenhum dos dois sabe quem é quem, o que mostra que há, escondida dentro do argumento, uma profunda contradição epistêmica. Tudo termina, como tantas coisas na pesquisa da consciência, em paradoxo.

Filósofos da mente vêm discutindo esse experimento mental há décadas — *The Conscious Mind*, de Chalmers, tinha mais de 12 mil citações. Tenho brincado com a ideia de Zescartes desde a pós-graduação, e embora a literatura esteja repleta de respostas e proposições sobre zumbis e suas alegações sobre as próprias consciências, nenhuma das que encontrei conseguiu ultrapassar com clareza a conclusão paradoxal, sendo que a maioria sequer a reconhece. Após procurar muito, em dado momento encontrei o que acredito ser o mais próximo e mais antigo reconhecimento total do paradoxo, algo parecido ao que fiz aqui (apesar de apresentar de forma diferente e com conclusão um pouco distinta). O artigo, escrito por uma mulher que havia abandonado a filosofia acadêmica, tinha duas citações.[20] Passou a ter três.

Uma maneira abrangente de se pensar no que tolhe o argumento-z e aciona o paradoxo é o fato de o argumento-z parecer obviamente correto e em seguida insinuar que mente e corpo são duas "substâncias" separadas. Se são substâncias diferentes, como conseguem interagir? Se não conseguem interagir, como as informações passariam de um ao outro?

Engraçado é que o Descartes de verdade já conhecia o problema, ou ao menos uma protoforma dele. Tudo isso se assemelha à reprise de debates históricos, já que essa objeção filosófica, que marca a primeira vez em que o problema da dualidade entre mente e corpo foi abordado em termos modernos, foi originalmente posta em evidência para o próprio Descartes por uma fonte inesperada: uma princesa.

CAPÍTULO 8

A Princesa e o Filósofo

A princesa Elisabeth da Boêmia, nascida em 1618, viveu em exílio com a família na Holanda, seu refúgio político após o reinado do pai, período breve que acabou após a derrota na chamada "Batalha da Montanha Branca", pela qual o ex-monarca ganhou a alcunha de "rei do inverno", já que governou durante somente uma estação do ano. Elisabeth foi uma grande filósofa por mérito próprio — perspicaz e imersa naquela época intelectualmente empolgante, correspondeu-se com muitos sobre os mais variados assuntos a vida toda. Devido a seu rico aprendizado, era conhecida no círculo familiar como "a grega", isso com irmãos que incluíam um futuro rei, outro que era um célebre cientista e cofundador da Companhia da Baía de Hudson, uma irmã que era artista talentosa e outra que chegou a ser patrona de Leibniz. Matemática, filósofa, teóloga e política, Elisabeth foi, em sua época, figura importante na República das Letras, que depois se tornaria ciência.

A princesa e Descartes se encontraram pessoalmente poucas vezes, mas mantiveram profusa correspondência através dos anos, trocando um total de 58 cartas que sobraram (muitas mais podem ter sido perdidas). A correspondência teve início em 1643 e duraria, de forma irregular, até a surpreendente morte de Descartes em 1650 (ele morreu de pneumonia após ter sido forçado a acordar cedo e andar por um castelo frio enquanto dava aulas particulares a uma rainha diferente e bem mais exigente). Nas cartas trocadas entre princesa e filósofo, Descartes normalmente se despedia com "Seu muito humilde e obediente servo", e Elisabeth com "Da muito carinhosa amiga que está a seu dispor".[1]

As cartas são vívida leitura histórica — as observações dos dois são engraçadas, humildes, corteses, íntimas e ao mesmo tempo respeitosas, já que eles pertenciam a classes diferentes (a de Elisabeth estando bem acima da de Descartes); mas também abordam a fundo a filosofia de Descartes, com Elisabeth sempre tentando achar inconsistências e Descartes o tempo todo na defensiva para escondê-las. A primeira carta que temos é de Elisabeth para Descartes, e esquematiza as objeções iniciais dela em relação à famosa teoria dele sobre o dualismo: mais especificamente, ela questiona como o dualismo pode representar a interação entre mente e corpo:

> Ao ficar sabendo que o senhor havia planejado me visitar há alguns dias, fiquei exultante com sua gentil intenção de compartilhar-se com pessoa tão ignorante e voluntariosa, e entristecida com o infortúnio de perder conversa tão edificante... Mas hoje o Sr. Pollot* me garantiu que o senhor expressa boa vontade para com todos e especialmente para comigo, o que me ajudou a superar minhas inibições e de imediato apresentar a pergunta que faço ao senhor professor, que é a seguinte: dado que a alma de um ser humano é apenas uma substância pensante, como ela pode afetar os espíritos corpóreos, causando ações voluntárias?...
>
> Ao escrever dessa maneira para o senhor, livremente exponho as fraquezas das especulações de minha alma; mas sei que o senhor é o melhor médico para ela, e espero que leve em conta o juramento hipocrático e me forneça os medicamentos sem tornar públicas as minhas indagações.[2]

* Alphonse Pollot era assistente pessoal do príncipe de Orange e amigo comum de Elisabeth e Descartes. [N. do T.]

Descartes responde em longa carta. De início, diz que na última vez que se falaram pessoalmente ele ficou tão impressionado com a beleza dela que não conseguiu dizer nada de inteligente, e por isso afirma que se sente muito mais à vontade se correspondendo por escrito como estavam fazendo. Quanto à pergunta dela sobre como a alma (ou mente, na terminologia atual) podia interagir com o corpo, Descartes admite o seguinte:

> Não se pode esconder nada de uma visão tão aguçada como a sua!... Considerando meus escritos já publicados, a pergunta mais provável é exatamente a que você me faz. Todo o conhecimento que se pode ter sobre a alma humana depende de dois fatos sobre ela: (1) o fato de ela pensar, e (2) o fato de que, estando unida ao corpo, pode agir e ser afetada junto com ele. Eu não disse quase nada sobre (2), concentrando-me inteiramente em tornar (1) mais compreensível...
>
> Na tentativa de compreender peso, calor e todo o resto, muitas vezes aplicamos a eles noções que possuímos por conhecermos o corpo, e às vezes outras que temos por conhecermos a alma, dependendo se lhes atribuímos algo material ou imaterial. Tomemos como exemplo o que ocorre quando supomos que o peso é uma "qualidade real" sobre a qual nada sabemos, exceto que tem poder de movimentar o corpo que a possui em direção ao centro da Terra. Como imaginamos que o peso de uma rocha a move para baixo? Não achamos que isso acontece mediante contato real de uma superfície contra outra, como se o peso fosse uma mão que empurrasse a rocha para baixo! Porém não temos dificuldades para conceber como o peso move o corpo, e tampouco como peso e rocha estão interligados, já que achamos que a partir de nossa própria experiência interior já temos a exata noção que fornece precisamente essa conexão. No entanto, creio que estejamos usando errado essa noção quando a aplicamos ao peso — que, como espero poder demonstrar com minha física, não é algo distinto do corpo que o possui. Acredito que tal noção nos tenha sido dada para que pudéssemos conceber como a alma move o corpo...
>
> Sua carta é infinitamente preciosa para mim e vou tratá-la da mesma forma que os avarentos tratam seus tesouros:

> quanto mais os valorizam, mais os escondem, só a contragosto concedendo a visão deles ao resto do mundo e depositando toda felicidade suprema em simplesmente contemplá-los.[3]

Deve-se observar que Descartes fala sobre gravidade, não meramente "peso". O raciocínio do filósofo parece indicar que a mente é como uma força, parecida com a da gravidade, já que esta opera "a certa distância" (ao menos, é o que parece fazer) — não é como uma bola de bilhar que se choca contra outra. Mas tal raciocínio é bastante vago, sendo possível notar sua inconsistência, uma vez que a gravidade é claramente um fenômeno físico. Elisabeth também percebe isso e não deixa de expressá-lo. Ela escreve:

> A velha ideia que se tem do peso pode ser ficção gerada pela ignorância acerca do que realmente move rochas na direção do centro da Terra (ela não pode reivindicar a mesma veracidade especial e garantida que a ideia de Deus!). Se formos tentar teorizar sobre a causa do peso, o argumento pode ser o seguinte: nenhuma causa material dele se apresenta aos sentidos, o que indica que esse poder deve existir devido ao contrário do que é material, ou seja, a uma causa imaterial. Todavia, jamais fui capaz de conceber exatamente "o que é imaterial" de nenhuma outra forma que não como sendo o negativo puro "o que não é material", algo incapaz de adentrar relações causais com a matéria![4]

Elisabeth está dizendo o seguinte: se a mente fosse uma força física não descoberta, a resposta de Descartes faria sentido, mas sua teoria dualista é tão assertiva que, de forma muito explícita, a mente é definitivamente não física (imaterial), o que torna totalmente inimaginável como ela poderia interagir com o físico (material). Em outra carta, Elisabeth chega a dizer:

> Concluí da carta escrita pelo senhor que os sentidos me mostram que a alma move o corpo, mas os sentidos nada me dizem quanto a como faz isso, não mais do que o intelecto e a imaginação já o fazem.[5]

Entretanto, como sempre, ela finaliza com uma observação respeitosa:

> Devo ao senhor essa confissão... mas acharia muito imprudente se eu já não soubesse — por experiência própria e pela reputação do senhor — que a bondade e generosidade que demonstra são iguais ao restante dos méritos que possui. O senhor não poderia ter feito jus à reputação que tem de forma mais complacente do que pelos esclarecimentos e conselhos que me deu, os quais prezo como alguns dos maiores tesouros que eu poderia possuir.[6]

Apesar da conclusão diplomática usada pela princesa, ficou claro que Descartes vinha se desvencilhando da questão. Ele de fato o fez, visto que não se sabe de nenhuma resposta do filósofo para aquela carta específica, embora seja possível haver outras cartas, talvez secretas. A princesa queria que as cartas se mantivessem privadas, e foi só bem depois de sua morte que a correspondência foi publicada em sua totalidade, sendo improvável que todas tenham sobrevivido. Certamente, se sabe que a correspondência entre eles continuou e passou a abordar outros assuntos, como problemas de geometria e suas vidas pessoais — incluindo a prova original, da parte dela, de um problema de matemática: havendo três círculos em determinado plano, encontre um quarto círculo que encoste em todos os outros. Descartes falou sobre o problema em uma carta e a princesa trabalhou nele ao mesmo tempo que o filósofo. Ambos chegaram à mesma conclusão, mas Descartes admitiu que a prova dela era mais elegante (o que é objetivamente verdadeiro, pois a prova de Elisabeth contém menos termos[7]). Descartes até dedicou o livro *Princípios de Filosofia* à princesa, cuja perspicácia é reconhecida na dedicatória:

> A maior recompensa que já recebi por meus escritos publicados foi sua boa vontade de lê-los, dado que isso me levou a ser aceito no círculo dos seus conhecidos, o que me proporcionou conhecimento tão grande de seus talentos que acredito que seria de enorme serventia à humanidade registrá-los como exemplos para a posteridade.[8]

Talvez seja apenas a natureza intimista da época, mas não consigo deixar de ler essas cartas filosóficas como cartas de amor. Dois nerds presos na Renascença trocando os e-mails do dia, encontrando-se em pessoa só algumas vezes, possivelmente sob os auspícios de grande paixão. Estudiosos de fato especularam ter havido uma ligação romântica. Afinal, há razões (totalmente inconclusivas, tão só sugestivas) para se pensar que o caso possa ser mais do que ficção histórica, já que quando Descartes morreu, foi dito que a princesa Elisabeth ficou arrasada. Ela foi defensora ferrenha tanto dele quanto de sua filosofia durante toda a vida, mesmo após ele ter morrido. Vivendo até os 72 anos de idade, ela jamais se casou, chegando até a recusar a proposta de casamento feita por um príncipe (ao menos em parte por motivos religiosos), e mesmo assim teve vida próspera como solteirona, promovendo novas ideias filosóficas e científicas em meio à nata da sociedade, ajudando vários intelectuais a obterem cargos de professor em universidades e se correspondendo com grandes pensadores. Ela acabou se juntando à Igreja para se tornar abadessa no Vale do Reno e governou com sabedoria mais de 7 mil pessoas até 1680. Segundo relatos, Leibniz ficou a seu lado no leito de morte.

Elisabeth levou uma vida grandiosa de intrigas políticas, deveres e conectividade intelectual, mas a crítica filosófica que fazia do interacionismo indica que a princesa talvez tenha sido a primeira pessoa a afirmar explicitamente a natureza paradoxal do problema mente-corpo. A consciência parece ser irredutível ao material, e mesmo assim também sabemos, como Elisabeth foi a primeira a salientar, que os dois não podem estar completamente separados, pois dessa forma jamais iriam interagir. Evoluímos muito desde 1643, mas em certo sentido acabamos voltando ao mesmo lugar.

CAPÍTULO 9

A Consciência e a Incompletude Científica

Uma confissão. Comecei a gostar de ciência por achar o universo cognoscível. Após ter concluído meus estudos, eu o acho incognoscível. Certamente, há muito a se saber sobre ele, o que é factível parcialmente. Dentro de certos limites, conhecer o universo é não apenas possível, mas bastante útil e, o mais importante, verdadeiro. A ciência labuta e revela profundas verdades sobre o mundo e os fundamentos do Ser, cujas partes mais recônditas me levam a suspeitar que seja, em sua totalidade, um paradoxo ou, para amenizar a afirmação, impossível de ser sondado sem gerar um paradoxo para quem tenta compreendê-lo.

Assim, a ciência pode parecer piada até para seus admiradores quando estão de mau humor, sendo vista como mero conjunto de próteses usadas por símios sem pelo. Telescópios não passam de olhos que veem mais longe, rádios são só um jeito de falar alto atravessando topos de montanhas, microscópios são lupas grandes, computadores são só uma forma de exteriorizar e formalizar nossa linguagem — mesmo armamentos biomoleculares impressionantes como o CRISPR* são apenas um conjunto extremamente pequeno e preciso de tesouras. O

* Repetições Palindrômicas Curtas Agrupadas e Regularmente Interespaçadas. [N. do T.]

poder útil dessas próteses nos leva a erroneamente superestimar nossos próprios poderes, como se visão ou audição aprimoradas significassem compreensão verdadeira. A pesquisa científica sobre a consciência é exemplo perfeito disso: precisa-se da teoria da consciência para tornar a neurociência pós-paradigmática, mas ao mesmo tempo parece que nos deparamos com entraves a cada tentativa de desenvolvê-la.

Talvez a irreconciliabilidade entre intrínseco e extrínseco signifique que o universo não é um sistema fechado redutível ao modelo que queremos que seja. Em certo sentido, nós cientistas naturalmente tendemos a pensar no mundo como gêmeo zumbi de si mesmo — mero modelo e manifestação de regras simples da física. Queremos reduzir tudo à perspectiva extrínseca, a um mundo que pode muito bem ser complicado autômato celular, um conjunto de bilhar. Para ser ainda mais preciso, queremos que o mundo seja uma Máquina de Turing, e foi Turing quem o disse da melhor maneira: "Máquinas de computação lógica são capazes de fazer qualquer coisa descrita como... puramente mecânica."[1] Quem mais diretamente perseguiu essa ideia e obteve mais êxito foi Stephen Wolfram, físico e cientista da computação. No momento, Wolfram usa supercomputadores para tentar encontrar em meio a regras simples uma que crie estruturas abstratas que "se assemelhem" a nossa física.[2] Se ele encontrasse regra que, agindo por si mesma, criasse física parecida com a do nosso mundo, provavelmente teria encontrado a indefinível Teoria de Tudo. Em última análise, essa é a perspectiva extrínseca — a realidade é uma simples rede abstrata de relações na qual se observam regularidades chamadas de "leis" da física.

Tal visão do universo obteve grande êxito científico — Wolfram não encontrou sua teoria, mas além dele, de certa forma a hipótese tem sido defendida desde os primórdios da ciência. Talvez seu grande trunfo seja ter dado aos cientistas a certeza de que as coisas são apreensíveis e de que há teorias e verdades simples e elegantes a serem descobertas. A perspectiva extrínseca do mundo algum dia será conciliada à intrínseca? Ou isso necessariamente implicaria um paradoxo?

Uma analogia se faz necessária, e enfatizo que analogias podem ser perigosas se levadas ao pé da letra — mas também utilmente sugestivas. Ela envolve a matemática, rainha da ciência, que pisa em solo epistemicamente turbulento desde que Bertrand Russell indagou: "O conjunto de todos os conjuntos que não contêm a si mesmos contém a si próprio?" Se o conjunto de fato contivesse a si mesmo, não deveria. Se o conjunto não contivesse a si mesmo, deveria. É indefinido, e foi o início do colapso da certeza que levou aos teoremas de Gödel, que mostravam que sistemas formais criados a partir de axiomas eram necessariamente incompletos e, além disso, incapazes de provar sua própria consistência. Isso não destruiu a matemática, mas sobretudo a restringiu ao apresentar que há portas que ela não abre, muros que não escala e que é tolhida por uma força invisível que só pode ser inferida.

Esta é a analogia: deve-se perguntar se a ciência em si possui limites parecidos em relação a seu conhecimento. Não limitações em termos de complexidade ou dificuldade, mas baseadas em restrições fundamentais de base. Talvez seja exagero pensar na ciência como sendo exatamente igual a um sistema formal de provas operando sob as leis do empirismo, mas decerto não é demais vê-la, em seu funcionamento algorítmico para descobrir verdades do mundo, como *razoavelmente* similar a um sistema formal. Embora não seja comum que teorias científicas sejam usadas formalmente o bastante para demonstrá-lo, pode-se imaginar que a ciência seria considerada completa se todas as perguntas sobre teorias científicas pudessem ser respondidas ou se, de modo equivalente, todas as afirmações feitas em hipotética "linguagem da ciência" pudessem ser tidas como verdadeiras ou falsas (em comparação a algumas inconclusivas).[3] Talvez a ciência também possua o estranho laço da autorreferência, falhas fatais e lacunas de conhecimento, o que pode ser chamado de "incompletude científica".

A analogia da incompletude científica com a incompletude matemática contém paralelos surpreendentes. Ao traçarmos um modelo do universo a partir da perspectiva extrínseca, como Wolfram e outros pretendem fazer, ele parece ser totalmente autoconsistente, com tudo podendo ser descoberto e provado empiricamente. O universo parece se tornar como o mundo zumbi, sem perspectivas ou fluxos de consciência à vista. É a "visão a partir de lugar nenhum", de Thomas Nagel. Todavia, tal viés onisciente aparenta incompletude, com informações ausentes. De todos os zumbis do mundo, a partir da perspectiva extrínseca, qual deles sou? E você? *Por que* aquele zumbi específico? Que regra o atrela a ele?[4] A perspectiva extrínseca é um grande mapa impecável em todos os detalhes, mas sobre ele não há indicador dizendo "VOCÊ ESTÁ AQUI", o que se aplica a todos em toda parte simultaneamente. Tal mapa parece incompleto, o que talvez seja inevitável se a realidade estiver além de nossas tentativas de modelá-la.

Não há ninguém que conceba essa "visão a partir de lugar nenhum"? Quem o faz tem perspectiva única, porém sob a mais extrínseca das perspectivas não há perspectivas únicas, e tampouco quaisquer perspectivas de forma explícita. Outro exemplo: em um livro didático comum que discuta o método científico, o pesquisador aparece em algum momento como parte do algoritmo usado para testar e criar hipóteses. No entanto, os pesquisadores da ciência são sempre considerados parte exterior do sistema que observam e no qual intervêm. Admite-se isso até em conversas sobre "variáveis controláveis". De maneira mais abrangente, normalmente observador e observado são vistos como separados um do outro. Pode-se "aninhar" essa perspectiva em outra perspectiva extrínseca que inclua o observador, assim eliminando a distinção entre os dois, já que o observador é agora apenas parte do mesmo sistema. Entretanto, isso requer especificar mais uma perspectiva extrínseca, que por sua vez pode ser aninhada em outra e assim por diante, *ad infinitum*. Ou seja, nunca há de fato um local de descanso onde a totalidade dos fatos seja considerada, já que isso sempre envolverá especificar alguma perspectiva, sendo que perspectivas, ao menos assim que as imaginamos, contêm um observador.

Quando pesquisadores são parte do experimento, isso não nos conduz perigosamente para perto de águas paradoxais? Não esperaríamos encontrar dificuldades na ciência *precisamente* perto de observadores, se os paradoxos que a autorreferência gera na matemática fossem levados em consideração? Parece que há muita dificuldade em estabelecer uma teoria científica da consciência, que é exatamente o que esperaríamos no caso de haver incompletude científica.

Se pensarmos no pesquisador independente como axiomático à ciência, sendo um de seus postulados necessários, deve-se observar que não se pode agir sozinho e provar a legitimidade de um axioma de dentro do próprio sistema. Nesse caso, pesquisadores são irredutíveis, e com certeza há argumentos sobre o fato de observadores não serem capazes de medir e distinguir de forma apropriada todos os estados de um sistema no qual eles mesmos se encontram, seja ele clássico ou quântico.[5]

Uma metáfora. Imagine o mapa perfeito de uma ilha. Perfeito mesmo — embora não precise ser tão grande quanto a ilha, suas partes são proporcionais, sendo que cada rocha, árvore e grão de areia estão representados no mapa de maneira incrivelmente detalhada. Espantoso, mas mesmo assim, inicialmente concebível. Agora imagine que o mapa esteja na própria ilha. O que acontece? O observador está agora no observado. Se pensarmos no mapa perfeitamente detalhado, vemos que ele deve conter, dentro de si, o mapa do mapa, que também deve ser perfeitamente detalhado e precisa conter em si mais um mapa do mapa.[6] Uma recursão infinita. E o que é o cérebro se não um mapa do mundo? Como um mapa, o cérebro representa o mundo ao redor, criando um modelo dele. Porém o cérebro é uma parte do mundo e, novamente, para se fazer a analogia entre ciência e matemática, isso é algo ao menos um pouco similar à prova original de Gödel: nela, a técnica usada pelo matemático para ativar paradoxos era um mapeamento que codificava afirmações sobre determinado sistema axiomático dentro do próprio sistema mediante uso da chamada "numeração de Gödel". A sentença codificada (às vezes chamada de "sentença de Gödel") que quebra os sistemas é sempre algo como "Essa sentença não pode ser provada" (a versão de Turing envolvia a questão da possibilidade de um programa parar ou não). De forma similar às sentenças de Gödel, pode ser que o cérebro, ao tentar mapear a si mesmo, ative uma recursão e um paradoxo concomitantes. Possível indicação disso é que a consciência parece não se adequar a descrições mecânicas, o que significa que, ao procurarmos incrustar experiências no mapa-múndi do cérebro, elas parecem perder suas determinantes propriedades intrínsecas essenciais, deixando-nos só com as extrínsecas, como os neurônios quando disparam.

Aliás, esse viés altamente cético não contradiz nenhuma das teorias científicas da consciência mais conhecidas, já que as existentes não explicam diretamente a propriedade da subjetividade. Em vez disso, elas concentram-se nas propriedades extrínsecas da consciência, o que se aplica até mesmo às teorias fenomenológicas. Na IIT, tais propriedades indicam que algo é estruturalmente integrado, composto etc. Além disso, todas estão dentro do alcance da ciência contemporânea. De fato, a ideia de uma ciência incompleta pode indicar que tenhamos de aceitar uma versão mais fraca da teoria da consciência, uma que, como a IIT, explique muito sobre a estrutura de nossa fenomenologia, mas pouco sobre os *porquês* por trás dela.

Tudo não passa de alegações fantásticas. Não se lida com ciência já estabelecida; estamos mais próximos da especulação metafísica. Ao mesmo tempo, há evidências sugestivas para esse viés que vão além das infinitas dificuldades filosóficas habituais que há em torno da consciência. Afinal, ao expandirmos suficientemente nosso escopo, vemos outros exemplos de incompletude científica além da consciência.

Primeiro, há o óbvio paradoxo que indaga "Por que há algo ao invés de nada?", que embora surja com conotações de debates travados tarde da noite em quartos de dormitório, a simples verdade é que os melhores cientistas do mundo não conseguem responder bem a essa pergunta — o físico Lawrence Krauss escreveu um livro inteiro dedicado ao assunto, obra cujo título é *Um Universo que Veio do Nada*, e mesmo assim o que o autor realmente expressa é um relato especulativo de como um universo de matéria poderia ter surgido de "mero" vácuo instável e das leis da física.[7] Mas por que existe um vácuo com essas propriedades específicas, e por que essas leis específicas? Por que leis? Parece algo insolúvel, e precisamente pela razão que Aristóteles primeiro salientou milênios atrás: o paradoxo do motor imóvel. Uma causa não causada. Uma lacuna no mundo, ou ao menos em nossa explicação dele, que não foi de fato esclarecida até hoje.[8]

Como John Horgan argumenta em *O Fim da Ciência*, teorias científicas como um todo são inacabadas, já que possuem várias lacunas de conhecimento aguardando ser preenchidas.[9] No entanto, estarão essas lacunas simplesmente incompletas na prática, logo podendo ser preenchidas pelos avanços científicos? Ou haverá algum subconjunto inconcluso em princípio? Há razões para se considerar verdadeira a segunda hipótese. Afinal, sistemas físicos necessariamente "herdam" paradoxos problemáticos da matemática quando se externaliza uma máquina de Turing (normalmente uma hipótese matemática) como algo por certo físico. Ela não virá carregando os mesmos paradoxos? Se isso for verdadeiro, realmente afetará nossa compreensão do universo? Afinal, tradicionalmente, as máquinas de Turing recebem quantidade infinita de tempo e memória para concluírem suas tarefas computacionais — como as máquinas se apresentam fisicamente, isso não pode ser verdadeiro, o que nos leva à conclusão de que afirmações clássicas como "Este programa de computador vai parar" ou "Este programa de computador não vai parar" se baseiam em suposições falsas, já que em algum momento tudo no universo para. No entanto, há pontos de vista ainda mais radicais, incluindo os de Stephen Hawking. Muitos ouviram falar ou leram a notoriamente triunfante obra de Hawking chamada *Uma Breve História do Tempo*,[10] mas poucos conhecem as ideias posteriores de Hawking, que chegou a acreditar que a incompletude científica seja necessária devido ao simples ponto de a própria ciência usar matemática, que é paradoxal por natureza.[11] Ele também chegou a essa conclusão devido a uma falha da ciência, apesar de para ele tal falha fosse a incapacidade de identificar a Teoria de Tudo.

Além de meramente herdar paradoxos da matemática, pesquisadores encontraram exemplos concretos de propriedades indecidíveis na natureza.[12] No entanto, não está claro se elas existem em problemas com os quais se sabe que os físicos se importam, como os que são empiricamente relevantes.[13] Sem dúvida, a indecidibilidade aparece em muitos lugares. Foi provado, por exemplo, que não existe estratégia considerada como a melhor e mais decidível para o complicado jogo de cartas *Magic: The Gathering**, já que encontrar tal estratégia é no mínimo tão difícil quanto resolver o Problema da Parada**.[14]

Em 2015, o fato de um artigo na *Nature* não ter sido publicado e discutido mais vezes chamou minha atenção. Como se não se soubesse o que fazer com ele. Pesquisadores descobriram que uma propriedade crítica da física chamada lacuna espectral era formalmente indecidível.[15] Em específico, para dado material há lacuna entre os níveis de energia de seus elétrons. Qual seria a lacuna mínima? É o tipo de verdade científica passível de descoberta e com relevância empírica. Porém só não se pode encontrar a resposta para a pergunta, já que é formalmente indecidível. Mesmo assim, o entrave acaba sendo a autorreferência. Tony Cubitt, primeiro autor do artigo na *Nature*, diz:

> Há algo que torna evidente a estrutura autorreferencial da prova: primeiro, ela constrói um Hamiltoniano capaz de responder a perguntas sobre lacunas espectrais usando suas próprias propriedades do mesmo tipo, e em seguida pergunta ao Hamiltoniano sobre sua própria lacuna espectral.[16]

Isto significa, já há evidência de que a ciência, ou ao menos a imagem microfísica do mundo, seja incompleta, já que com certeza envolve (geralmente de maneira bastante artificial) casos de recursão. Se conceituarmos a ciência como um grande bloco de material, ela pode estar repleta de buracos. Do lado de dentro, os buracos só podem ser identificados a partir de onde o material se curva, não do buraco em si. Se tal concepção for válida, deve-se esperar que a própria consciência

---

* Jogo digital também conhecido como MTG Arena. [N. do T.]

** Relativo às Máquinas de Turing. [N. do T.]

seja indecidível, visto que se trata da ciência olhando para si mesma, e sabe-se que a autorreferência é o caminho mais certo para o paradoxo.

A incompletude científica indicaria como a separação de intrínseco e extrínseco de Galileu foi uma faca de dois gumes: a suspensão do eu permitiria que a ciência avançasse sem obstáculos, mas não garantiria que a reintegração da subjetividade à nossa concepção do mundo, fundindo extrínseco e intrínseco, resultaria em algo totalmente coerente.

Devemos traçar um panorama geral de algumas hipóteses relacionadas à incompletude científica. A primeira a se destacar se encontra nos livros *Gödel, Escher, Bach* e *I Am a Strange Loop*, ambos de Douglas Hofstadter e clássicos da ciência cognitiva, além de famosas obras de não ficção. Hofstadter acha que a consciência se origina da recursão de símbolos dentro do próprio cérebro (especificamente do símbolo mais abstrato do cérebro, o "I", que representa o próprio órgão).[17,18] Isso pode ou não ser verdade — embora eu não consiga ver o que há de tão especial na recursão simbólica que a faça *ativar* experiências conscientes, ou seja, que a torne necessária por sua própria existência. Tampouco sei por que exatamente os animais sem manipulação simbólica recursiva no cérebro seriam inconscientes, nem creio que se um NPC em um jogo de computador recebesse um simples símbolo recursivo de si mesmo, ganharia consciência. No entanto, a despeito da suposta veracidade da teoria, a visão de Hofstadter sobre como a consciência surge se relaciona tentadoramente ao viés traçado por mim, — mas sem ser diretamente necessária a ele — que afirma que a própria ciência é incompleta e que a consciência é provavelmente o exemplo *central* disso.

De forma parecida, há o argumento em *A Mente Nova do Imperador*, clássico livro de Roger Penrose, de que a mente humana é não algorítmica.[19] Tal argumento existe há décadas — Penrose oferece de longe a melhor e mais clara versão dele,[20] que na verdade surgiu nos anos 1960, tendo sido originalmente proposto pelo filósofo J. R. Lucas.[21] Portanto, é por vezes chamado de "argumento Lucas-Penrose". De modo específico, esse viés é influenciado pelas sentenças de Gödel, que resultam da numeração de Gödel. Uma sentença de Gödel afirma sobre si mesma que "essa sentença não é provável em *S*", onde *S* é um sistema formal. Trata-se basicamente de uma versão mais complexa do paradoxo do mentiroso ("Estou mentindo para você agora"). Se a afirmação do mentiroso for verdadeira, então é falsa, e se for falsa, então é verdadeira. Se o sistema formal *S* for consistente (nele, as coisas só podem, de maneira provável, ser verdadeiras ou falsas, jamais ambas) e a sentença de Gödel for provada nele, isso implicaria que a sentença não poderia ser provada em *S*, já que a afirmação "essa sentença não é provável em *S*" seria verdadeira! Em outras palavras, se *S* mostrar que a sentença é verdadeira, há contradição, pois se a sentença for provável em *S*, na verdade não o será! Porém pode-se ver do lado de fora que a afirmação é verdadeira (afinal, é verdadeiro que a afirmação não seja provável em *S*; em vez disso, ela é indecidível e ativa um paradoxo). Todavia, *S* jamais chegaria a tal conclusão por si mesmo, sendo, portanto, incompleto.

O argumento Lucas-Penrose se baseia na crença de que determinada forma da prova indica que a mente humana não é uma máquina, já que podemos "ver" a verdade da sentença de Gödel, ainda que *S* não possa. Entretanto, esse argumento é ainda mais complicado do que a explicação anterior, pois a sentença de Gödel em questão deve se referir ao sistema formal, ou seja, a nós! Assim, devemos postular um sistema formal *S* que simule os poderes da própria mente humana, como uma Máquina de Turing que emule o cérebro, e precisamos nos certificar de que o sistema não seja capaz de provar a verdade de sua sentença de Gödel; porém, o argumento Lucas-Penrose afirma que, se uma hipotética sentença de Gödel fosse verdadeira, nós mesmos o saberíamos. Por enquanto, a descrição formal não pode ter tal informação — e portanto o sistema formal *S* (como uma emulação do cérebro em um computador) não simula a mente de modo completo, por mais perfeitamente copiada que ela tenha sido. É um simulacro incompleto.

Essa opinião é profundamente controversa, o que é compreensível, pois ela alega ser prova concreta de a mente ser irredutível ao exclusivamente extrínseco. Alguns defendem veementemente que a prova enfrenta sérios desafios, especialmente em relação ao fato de ela pressupor que o ser humano seja tão consistente quanto os sistemas formais. Penrose usou esse argumento para propor teoria da consciência baseada na mecânica quântica,[22] de novo causando polêmica — ainda mais por não haver razão para se usarem explicações baseadas em mecânica quântica na resolução do Problema Difícil, que poderia ser resolvido com explicações baseadas em redes neurais padrão.

A despeito de sua veracidade, o argumento Lucas-Penrose difere das questões de incompletude salientadas aqui (embora o argumento não seja contraditório). Pode ser que a mente seja não algorítmica, mas na visão aqui traçada as dificuldades que circundam as teorias da consciência são exemplos da incompletude da ciência como disciplina — o que se confirma em diferentes circunstâncias, mesmo se Penrose estiver errado e a mente for simplesmente uma Máquina de Turing, já que isso não é garantia de não haver paradoxos. Paul Benacerraf, que foi filósofo da matemática em Princeton, há décadas ofereceu prova matemática de que se alguém fosse uma das Máquinas de Turing, não seria capaz de descobrir qual delas era exatamente![23] O autoconhecimento de que programa de fato somos é epistemologicamente inacessível a nós. Se fôssemos Máquinas de Turing, isso não implicaria limitações à teoria da nossa própria consciência? Não de maneira direta, já que a teoria da consciência vai além de conhecermos nossa própria Máquina de Turing. Imaginemos que alguém tivesse dada teoria da consciência. Se assim fosse e essa pessoa fosse uma Máquina de Turing, não poderia usar a teoria para descobrir que máquina era? A teoria da consciência não tornaria possível marcar "VOCÊ ESTÁ AQUI" no mapa extrínseco do mundo? É precisamente o que a prova de Benacerraf descarta.

Façamos uma pausa. O problema de se fiar demais em provas, quebra-cabeças cognitivos e exemplos de paradoxos é que eles se tornam alvos de discussão em relação a suposições filosóficas e matemáticas, o que pode invalidar os argumentos rapidamente. O mesmo pode ser dito sobre provas baseadas nos teoremas de Gödel aplicáveis a problemas filosóficos ou científicos mais abrangentes.[24] Ao mesmo tempo, creio que filósofos e cientistas erraram em rejeitarem esse trabalho em sua totalidade; as provas problemáticas mais se assemelham a uma coleção de placas que dizem CIENTISTAS, CUIDADO! PROBLEMAS À VISTA. Esse conjunto de provas faz parecer provável que a própria ciência deixe de aproveitar muitos fatos sobre o universo. Pode-se especular que dentre eles estejam aqueles que dizem respeito à sensação de ser alguém — uma espécie de afirmação verdadeira, mas improvável. A teoria da consciência é uma sentença de Gödel escrita na linguagem da ciência.

Isso explicaria a confusão em torno da consciência. Consideremos o argumento zumbi: como uma sentença de Gödel, é verdadeiro por fora, o que explica sua concebibilidade e atração iniciais. Porém, assim que nos inserimos no argumento, ele se torna paradoxal, padrão que se repete diversas vezes no problema mente-corpo.

Desde décadas atrás, há ecos desse viés em outros lugares. Sua linhagem intelectual começa, ao menos na idade moderna, com o obscuro livro de 1952 chamado *The Sensory Order*, do famoso economista, vencedor do prêmio Nobel, liberal clássico e autor Friedrich Hayek, gigante intelectual do século XX. Embora a obra comunique mais as ideias de Hayek sobre psicologia, algumas partes parecem implicar incompletude científica, mas usando raciocínio diferente, em que Hayek propõe a inabilidade do intrínseco de ser reduzido ao extrínseco:

> A mente deve continuar sendo um domínio próprio que se pode conhecer apenas por meio da experiência direta, mas que jamais seremos capazes de explicar ou "reduzir" a outra coisa plenamente.[25]

Em artigo posterior, Hayek apresenta sua ideia mais claramente:

> Qualquer aparato usado na classificação mecânica de objetos só será capaz de organizá-los em relação a determinado número de propriedades, que devem ser menores do que as propriedades relevantes que o próprio aparato deve possuir; ou, expressado de maneira diferente, tal aparato usado para classificar de acordo com a complexidade mecânica deve sempre ter complexidade maior do

> que a do objeto classificado. Se, como acredito ser o caso, a mente puder ser interpretada como uma máquina classificadora, isso significaria que a mente jamais poderia classificar (e tampouco explicar) outra mente que tivesse o mesmo grau de complexidade. Se tal ideia for seguida, acabará se tornando um caso especial do famoso teorema de Gödel sobre a impossibilidade de se afirmar, em sistema matemático formalizado, todas as regras que o determinam.[26]

O argumento de Hayek foca a complexidade do cérebro, pois afirma que um sistema classificatório deve ser mais complexo do que aquilo que é classificado por ele. Na verdade, creio essa ser uma versão incorreta ou ao menos mais fraca do argumento de a ciência ser necessariamente incompleta, mas faz referência inicial a ele.

Aspectos da ideia de incompletude científica também apareceram em debates sobre o "novo misterianismo", que sacudiu a filosofia da mente no início dos anos 1990. O misterianismo postula que a mente humana é "cognitivamente fechada" à compreensão da consciência. O principal defensor do novo misterianismo foi Colin McGinn, autor de *The Mysterious Flame: Conscious Minds in a Material World*.[27] No entanto, o raciocínio de McGinn acerca do *porquê* por trás do fechamento cognitivo também difere de forma significativa — muitos dos exemplos dados pelo autor envolvem coisas como ratos, cães e humanos, que possuem diferentes níveis de fechamento cognitivo com base em sua inteligência, o que inclui as conclusões deles sobre a consciência:

> Propriedades (ou teorias) podem ser acessíveis a algumas mentes, mas não a outras. O que está fechado para a mente de um rato pode estar aberto para a de um macaco, e o que está aberto para nós pode estar fechado para o macaco. O poder representacional não é tudo ou nada. A mente é um produto biológico como o corpo, e como o corpo ela vem em diferentes formatos e tamanhos, mais ou menos amplos e adequados para certas tarefas cognitivas... Poderíamos ser como crianças de cinco anos tentando entender a Teoria da Relatividade... Constitucionalmente, falta-nos a capacidade de formar conceitos que englobem todos os tipos possíveis de estados conscientes, e isso obstrui nosso caminho rumo a uma solução geral para o problema de mente-corpo. Ainda que conseguíssemos

> resolvê-lo em nosso próprio caso, não conseguiríamos lograr o mesmo para morcegos e marcianos.[28]

McGinn acha que o fechamento cognitivo ocorre por geralmente compreendermos as coisas em termos de relações espaciais captadas, e a consciência é não espacial. Mas há muitas coisas assim no mundo, como bits, representações e outras ideias abstratas que aparentemente entendemos bem. A evolução nos moldou para entendermos outras mentes, o que nos faz pensar que temos o aparato conceitual para tal, ao menos em um aspecto.

Em comparação, a incompletude científica nada tem a ver com os limites da inteligência nem com os aparatos conceituais ou sensoriais de determinada espécie. A questão se relaciona com a realidade em si, que contém propriedades inatamente indecidíveis que muitas vezes são ativadas pela autorrecursão paradoxal do conhecimento. A incompletude científica explicaria por que, ao esboçarmos o diagrama de fiação e as funções dos neurônios, chegamos a um modelo como o da rede booleana que examinamos, que é o de um cérebro zumbi sem qualquer consciência. O moinho de Leibniz. Talvez se encontrem as propriedades extrínsecas da consciência em tal modelo, como a IIT tenta fazer, mas não se pode encontrar as propriedades intrínsecas da consciência. Não se pode envolver um mundo no outro. Por mais que haja partições reunidas, representações computadas ou fluxos de informação seguidos, os correlatos extrínsecos da subjetividade serão encontrados, mas não a própria, que é propriedade do Ser em si, não de seus modelos.

Agora, talvez a princesa Elisabeth levantasse a mão astuciosamente e perguntasse como intrínseco e extrínseco podem interagir sendo "substâncias" tão diferentes. Na resposta provisória que eu daria através do abismo do tempo, diria que a realidade não tem problemas de interação — ela os "resolve" implicitamente —, é somente ao tentarmos registrar a consciência como modelo mecanicista equacional que a incompletude científica faz a interação parecer impossível ou paradoxal.

Outra objeção é o fato de algo com propriedades indecidíveis não necessariamente possuir consciência — da qual um mundo com uma espécie de física incomputável prescindiria. Porém a ideia de incompletude científica que apresento não alega que a indecidibilidade automaticamente torne algo consciente, mas apenas que a consciência é propriedade indecidível *específica* que não pode ser capturada no desenho do diagrama da fiação do cérebro ou em um simulacro do órgão.

Idealmente, deveria haver evidências sólidas dessa hipótese em vez do simples respaldo de um punhado de paradoxos, e também provas sugestivas de propriedades físicas indecidíveis já terem decerto sido identificadas. Assim, tudo continua sendo mera hipótese que aguarda provas mais concretas ou refutação, com argumentos a favor e contra.

Não se engane: uma refutação clara pode surgir em uma teoria da consciência que explique como o intrínseco *necessariamente* surge das maquinações extrínsecas do mundo. Se um dia eu ler um artigo sobre isso, escamas cairão de meus olhos e darei um chute em mim mesmo por não ter elaborado a teoria antes. Talvez essa seja só a ambição de um jovem, e qualquer inveja intelectual já terá há muito desaparecido quando o artigo sair — de fato, isso já está acontecendo comigo, que estou na casa dos 30. Eu costumava sonhar com tal artigo. De tal modo, passarei a vida toda esperando por ele. Talvez seu principal insight esteja em um único parágrafo, e ao compreendê-lo, chorarei diante de sua beleza. Se isso acontecer, implicará uma grande revolução em território inimaginável onde sei que nenhum neurocientista ou filósofo caminha hoje.

Quão seriamente devemos encarar a incompletude científica? Se ela for verdadeira, como nos relacionaremos com o universo? A essência do ser humano é sua esperança irracional que brota eternamente. A incompletude científica seria uma pequena rachadura em uma porta que se recusa a fechar por completo, motivando os sempre esperançosos seres humanos a indagar: a morte do cérebro físico é, sem dúvida, o fim da consciência? Para nós, para quem nos ama, nossos filhos e filhas?

Apesar de a porta se recusar a fechar por completo para esperanças tão antigas quanto a humanidade, a incompletude científica não recomendaria religião específica, e tampouco revelação além da incerteza, o que indicaria que o mundo é como um grande e velho auroque, a respiração como vapor ao frio, os olhos como espelho de vidro escuro, a face bovina e inescrutável. Decifre seu semblante se for capaz.

CAPÍTULO 10

Como a Ciência Obteve Sua Escala

E o livro continua. Consideremos o que se segue como um desfecho do possível, ao invés do impossível, já que deixaremos a consciência de lado por ora. Mesmo que não se possa conciliar as perspectivas intrínseca e extrínseca no mundo para máxima satisfação, ainda se pode progredir no aprimoramento e molde das perspectivas. Trabalho recente meu e de outros gerou definição mais formal e rica do que significa usar a perspectiva extrínseca, isso na forma da teoria da emergência.

A nova definição de emergência possibilita responder não apenas a antigas questões científicas em quase todas as áreas, mas também a antigas questões filosóficas. O mais importante é que creio que a definição diga algo radical: que há justificação científica para o livre-arbítrio.

Uma pequena advertência. O presente capítulo envolverá explicações detalhadas e técnicas em torno da causalidade, embora sejam compreensíveis a todos, a despeito de seu histórico, e não mais complicadas do que o que já cobrimos até aqui. É algo necessário; não podemos simplesmente pular para o final — a justificação científica para o livre-arbítrio deve ser conquistada com a apuração dos detalhes de conceitos abstratos como causalidade, emergência e informação.

No intuito de entender o que quero dizer com aprimoramento da perspectiva extrínseca, afastemo-nos e imaginemos as disciplinas da ciência, todos seus subcampos e as relações entre eles, que tomarão a forma de uma grande rede — ou talvez uma grande árvore na qual cada galho abranja um nível espaço-temporal diferente. A microfísica fica ao fundo, e mais acima na árvore, a física, depois a química e seus subcampos ao longo dos galhos mais baixos e robustos, seguidos pela bioquímica, e assim por diante. Fantasiosamente, a árvore pode lembrar Yggdrasil, árvore do mundo nórdico, já que é a imensa estrutura que define o que existe na realidade, ou seja, aquilo em que intervimos e observamos, assim como as entidades que permitimos adentrar a linguagem da ciência.

Não se conhece bem a aparência da Yggdrasil. Somente sua sombra pode ser analisada mediante tentativas de mapear a ciência com diferentes padrões de citação de artigos científicos.[1] De maneira ainda mais simples, pode-se ver a árvore da ciência como uma escada onde alguns campos estão "mais altos" do que outros:

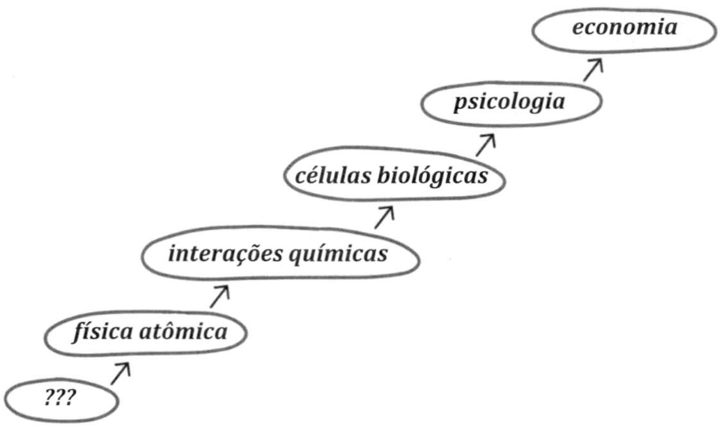

Na escada ascendente de abstrações, cada passo adiante conduz a outra ciência (lembre-se de que a escada é fractal; uma ampliação mostraria bem mais subcampos da ciência a cada degrau). Subir a escada significa caminhar rumo a uma "macroescala", e descê-la leva a um tipo de "microescala". Pode-se descer até a microescala final, a da microfísica, governada pela física atômica, pela função de onda ou sabe-se lá pelo quê, ou pode-se subir até a macroescala de mercados e nações.

O que exatamente é uma "macroescala", tecnicamente falando? Macroescalas são coisas como células, ligações químicas, animais ou circuitos elétricos. São reduções da dimensionalidade de um estado microscópico, dinâmica ou quaisquer outros elementos subjacentes. Redução de dimensionalidade é quando certos dados são deixados de fora de uma descrição, como uma granulação grosseira, média ou um agrupamento — por exemplo, a altura média dos alunos em dada sala de aula é exemplo de redução de dimensionalidade ("dimensionalidade" aqui se refere ao número de parâmetros necessários para descrever o sistema). Os exemplos de macroescalas são quase infinitos; talvez o mais canônico seja a temperatura, que é a média de energia cinética das partículas de um sistema. A temperatura mostra quanto pode ser deixado de fora na redução de dimensionalidade: qualquer que seja a temperatura de um cômodo, há número astronômico de configurações de partículas que poderiam compô-la, e não se sabe em qual delas o ar no cômodo está.

As macroescalas estão por toda a ciência; de fato, quase tudo que consideramos ciência normal existe em alguma macroescala. Para um neurocientista, os neurônios são definidos como caixas pretas que recebem e adicionam entradas e então decidem se disparam ou não, e o que importa muitas vezes não é o que se passa do lado de dentro, e por isso as dimensões internas são deixadas de fora em muitos modelos ou experimentos neurocientíficos. Todo o progresso atual da IA se deve ao fato de os neurônios serem abstratamente modelados como essas caixas pretas com redução de dimensões. Neurônios de verdade são nuvens fofas de quark. Porém, quando neurocientistas analisam neurônios, não os definem assim, mas como elementos que têm certa escala espacial (em micrômetros) e temporal (em milissegundos). Acredita-se que os neurônios possuam "estados de repouso", ou que estão "disparando" ou "ativos", tudo sendo parte das reduções de dimensionalidade da física subjacente. Assim, todos os campos científicos têm certo alcance no espaço e no tempo, alcance espaço-temporal geralmente pouco comentado que define os tipos de elementos e estados que aquele campo incluirá em sua análise, assim como o que estará nos modelos que os cientistas daquele campo construirão do mundo.

Isso se estende a como vemos sistemas individuais e objetos em geral. Utilizando-se a perspectiva extrínseca em algo como um notebook, ele poderia ser descrito a partir do nível de seus quarks, sim, mas também pelo nível de seu código de máquina, de seu código de compilação, e até mesmo da macroescala de alto nível da interface do usuário de desktops e das pastas com as quais interagimos regularmente. O mesmo se aplica aos nossos próprios corpos, que possuem múltiplas escalas de descrição viáveis, de uma nuvem de quark astronomicamente complexa, passando por células, órgãos e vias, até o comportamento sendo agente no mundo juntamente com os estados psicológicos.

Certas escalas de descrição nos parecem mais naturais para descrever como sistemas individuais operam. Por exemplo: as células têm um limite (barreira celular) que as separa uma da outra e funcionam como uma unidade — além disso, a escala das células é uma descrição natural usada por biólogos o tempo todo para moldar e entender sistemas biológicos. Escalas naturais parecem esculpir apropriadamente o sistema em suas articulações. No entanto, há muitas outras escalas de descrição que normalmente não são moldadas — não faria sentido atribuir aleatoriamente células a "supercélulas" e considerá-las unidades fundamentais da biologia. Tal macroescala seria de difícil manuseio e pouco informativa. Nenhum biólogo iria querer trabalhar com esse modelo. De forma parecida, em um computador os níveis de código de máquina e circuitos são ambos descrições naturais. Porém é fácil construir uma descrição terrivelmente artificial em macroescala de um computador, como ao se calcular a média de conjuntos de circuitos não relacionados. Tais macroescalas são tão artificiais e inúteis que nem se pensa nelas, embora na verdade formem a grande maioria das descrições possíveis de qualquer sistema. Apesar de ser histórico universal da ciência, até recentemente houve apenas parca investigação do que separa as escalas naturais de descrição das artificiais, o que confundiu as ciências no sentido de não saberem que escala utilizar para compreender seus objetos de estudo.

A própria neurociência tem sido atormentada com perguntas sobre escalas desde quando o doutor Camillo Golgi manchou fatias de cérebro com prata, e então Santiago Ramón y Cajal usou essa técnica para defender que os neurônios são unidades separadas e que há espaços entre elas. Desde então, a neurociência é definida pela chamada "Doutrina Neuronal", que afirma que os neurônios são a unidade funcional das operações cerebrais. Depois, famosos neurocientistas como Hubel e Wiesel[2] refinariam ainda mais a visão do cérebro centrada nos neurônios, argumentando que neurônios individuais são seletivos em relação a diferentes aspectos do mundo (alguns se atentam a formas, outros a cores etc.). Até hoje, o neurônio individual é visto quase universalmente como a melhor escala de análise para a atividade cerebral.

Entretanto, alguns neurocientistas questionam se neurônios individuais são de fato a escala certa para se considerar e moldar a atividade cerebral. Sem dúvida, ninguém nega que o cérebro seja composto por neurônios e células da glia (células de apoio), mas muitos acreditam que alguma outra escala seja mais natural para a descrição da real função do cérebro. Alguns cientistas propuseram que a unidade fundamental de processamento do cérebro são as minicolunas, que são compostas por menos de cem neurônios e abrangem as camadas corticais. A ideia é que as minicolunas realmente são a unidade básica da fisiologia do cérebro, e que é um equívoco representar o cérebro analisando-o pelo nível de neurônios.[3,4] Além disso, há muitos níveis acima das minicolunas pelos quais se poderia analisar a atividade cerebral — e debates sobre que escalas na neurociência são importantes, antigas e não solucionadas.[5] De fato, tentar entender o cérebro em macroescala é exatamente o que grande parte da neuroimagem faz, concentrando-se em coisas como potenciais de campo local ou até mesmo em regiões cerebrais inteiras. O ponto de cientistas fracassarem ao tentarem descrever o cérebro a partir de sua escala mais natural explicaria muito — significaria que nós, neurocientistas, temos observado e intervindo no cérebro de formas não muito significativas para o comportamento e até mesmo para a percepção.

Todas essas questões se fundamentam no caso de que, embora a ciência se paute pela perspectiva extrínseca, será necessário escolher uma perspectiva extrínseca específica. Afinal, há um grande número de descrições possíveis para qualquer sistema físico — algumas melhores, outras piores, mais informativas ou interessantes — e sabemos disso de modo intuitivo, mas não está claro o que isso significa formal ou matematicamente. A existência das muitas ciências indica haver razão para intervirmos e compreendermos o mundo em termos macroscópicos, e não meramente microscópicos.[6,7] Assim como se indaga de onde vêm as manchas da onça, deve-se perguntar: de onde vêm as escalas da ciência?

Macroescalas "Supervêm" nas Microescalas

É irônico que, apesar de as macroescalas abrangerem toda a ciência praticada, ela seja em geral considerada como fundamentada na redução. Mover explicações escada abaixo é o que a ciência supostamente quer. O reducionismo científico tem longa história, e seu enorme sucesso é inegável.[8] As abordagens reducionistas se destacam tanto na ciência que é de praxe que cientistas tentem reduzir um sistema a suas partes menores com o comportamento mais simples possível.

Quero enfatizar — não estou acusando de cientificismo ou tolice a postura reducionista da maioria dos cientistas. A ideia de a ciência requerer ou implicar redução universal não está, de forma alguma, obviamente errada. No entanto, o reducionismo universal se traduz em uma suposição incrivelmente forte: a de que os cientistas só usam macroescalas no intuito de compreender o mundo por ser complicado (chegando às raias do impossível) falar sobre quase tudo que nos interessa em nível microfísico de descrição.

A Teoria da Informação nos dá uma maneira útil de falarmos sobre tal reducionismo: a compressão. Quando dados são dimensionalmente reduzidos, são comprimidos, e tal compressão pode ser sem perdas (como um arquivo zipado de computador) ou com perdas (informações são perdidas na compressão). A maioria das macroescalas da ciência, como a temperatura, que perde a energia de todas as partículas individuais, sofre perdas. A "hipótese nula" de como a ciência obteve suas escalas diz que as escalas escolhidas pela ciência são simplesmente função de compressões convenientes. Isso significa que as macroescalas, praticamente todos os objetos e coisas com os quais estamos familiarizados, são úteis apenas por serem compressões.

Pode-se imaginar raça de superinteligências alienígenas, reducionistas dedicados que conseguiriam moldar o mundo em uma escala refinada da microfísica. De acordo com o reducionismo universal, tais alienígenas não estariam perdendo nada por ignorarem as macroescalas, podendo facilmente falar a respeito e se referir apenas a estados microfísicos.

O problema de as macroescalas da ciência serem meras compressões é que, aparentemente, cientistas deveriam *evitar compressões ao máximo*. Afinal, elas descartam informações sobre qualquer objeto de estudo, parecendo indicar que, se possível, cientistas seriam como os alienígenas redutivos, só não o sendo por questões de conveniência.

Como saber se as macroescalas não acrescentam nada além da conveniência da compressão? Um argumento claro e poderoso para isso vem do filósofo contemporâneo Jeagwon Kim, que em 1998 escreveu o livro *Mind in the Physical World*.[9] Seu argumento se baseia na ideia de certa relação abstrata chamada superveniência.

Primeiramente, o que é superveniência? Quando A supervém em B, isso significa que se tudo em B é fixo, tudo em A também o é. Exemplo: o significado das palavras supervém em suas letras, uma pintura supervém nas pinceladas de cores, e o Super-Homem supervém em Clark Kent. Outra forma de ver isso é o fato de não poder haver diferença em B sem que haja automaticamente alguma diferença em A. Então, se Clark Kent tinge os cabelos, o Super-Homem automaticamente faz o mesmo, já que ambos são a mesma pessoa. Se um pintor muda algo em sua pintura, necessariamente tem de mudar algo nas pinceladas. Se invertemos as letras de uma palavra como "dictionary" para "indicatory", também alteramos seu significado, que supervém nas letras.

Isso pode parecer uma obscura implicação lógica, mas por acaso também descreve a relação entre macroescalas e microescalas. Macroescalas *supervêm* nas microescalas. Outra forma de dizer isso: não pode haver diferença de macroescala (como mudança de temperatura) sem mudança na microescala (algo muda nas partículas). Os degraus mais altos na escada da ciência supervêm nos mais baixos, indicando que se fixarmos as propriedades dos degraus mais baixos, o mesmo ocorrerá com as dos mais altos. Isso abrange todas as escalas da ciência: o estado psicológico presumivelmente supervém no estado cerebral, que supervém no maquinário molecular das células, que supervém nos átomos. A escada da ciência é a escada da superveniência.

O argumento de Kim é o de que essa relação de superveniência é filosoficamente problemática — não em si mesma, mas especificamente devido ao que significa para a causalidade. Kim enfatiza que sempre podemos olhar para a microescala (como quarks esbarrando uns nos outros), e certas coisas parecerão ser causadoras de outras, mas tudo isso pode ser descrito em termos de microescala, e as macroescalas que supervierem serão meramente carregadas pela causalidade que ocorre no porão do mundo. Ou seja, a causalidade subjacente de microescala *exclui* a causalidade de macroescala ao torná-la desnecessária, somente redescrição com perdas (ou, no máximo, sem perdas)

— as macroescalas são totalmente supérfluas e não acrescentam nada de relevante.

Alguns responderam ao chamado "argumento de exclusão" insistindo que ele simplesmente não podia ser preciso, já que estava mais para uma *reductio ad absurdum*. Será que a influência causal realmente se esvai conforme descemos na hierarquia espaço-temporal, indo em direção à microfísica e depois ao que está abaixo dela?[10] Será que nenhuma das coisas macroscópicas com as quais estamos familiarizados, das células às pessoas que amamos, não passam de meras sombras causais? O próprio Kim expressou ambivalência a esse respeito, esperando que fosse afetar apenas certas propriedades, como a mente (não sei por que seria melhor assim) — mas ele nunca foi capaz de especificar uma boa razão para o argumento de exclusão não se aplicar a todas as macroescalas em toda parte, e portanto o trabalho de Kim representa um dos mais fortes argumentos para o reducionismo universal.[11]

Uma falha no argumento de exclusão é que a relação de superveniência possui assimetria inerente — embora nunca possa haver mudanças na macroescala sem que o mesmo ocorra na microescala, pode haver mudanças na microescala sem que o mesmo ocorra na macroescala. Trata-se de uma propriedade chamada "realizabilidade múltipla", razão pela qual as macroescalas persistem por muito mais tempo do que as microescalas. Como o navio de Teseu, nosso corpo substitui os átomos dentro dele, que fluem ao longo de vários anos em câmera lenta — de tal forma, o corpo humano é tão sólido quanto líquido e com movimentos lentos, parecido com o vidro. O mesmo se aplica até a sistemas físicos inanimados, como furacões ou navios com peças trocadas.

Qual é a aparência da realizabilidade múltipla das macroescalas na linguagem dos modelos causais? Nesses modelos, as macroescalas são simples: apenas uma redução de dimensão em dado conjunto de elementos. De maneira clara, duas coisas (ou mais) são espremidas até se tornarem uma só, que é usada em seu modelo. Observe o modelo abaixo, onde há elementos A e B (não sendo mostradas entradas e saídas de outras partes do sistema).

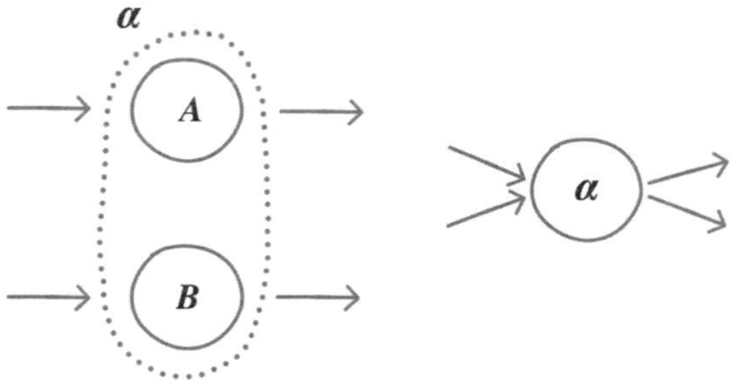

Ambos os modelos causais acima pertencem ao mesmo sistema. Porém, à direita, substituímos A e B por um novo elemento, α, que representa o estado conjunto de A e B. Para isso, deve-se especificar como α representa A e B — por exemplo, digamos que α seja um elemento binário (ou 0 ou 1, assim como A e B), mas esteja no estado 0 (α=0) apenas se {AB} estiver em {00, 01, 10} e no estado 1 (α=1) apenas se {AB}=11. Ou seja, em uma macroescala, leria-se {AB}=01, já que α=0.

Trata-se de um exemplo de como as macroescalas são reduções de dimensionalidade — elas descartam informações; aqui, o que se perde é a diferença entre estados como {AB}=01 e {AB}=00. Na macroescala, ambas são apenas α=0. É também um exemplo de realizabilidade múltipla. Se em uma macroescala o sistema estiver em α=0, isso poderia significar que A e B estariam em qualquer dos três estados possíveis, ou seja, {00, 01, 10} — assim como em um cômodo com dada temperatura as partículas poderiam ter muitas configurações possíveis.

Algumas observações. Primeiro, vale a pena lembrar que nada está de fato mudando no sistema em macroescala; a única exceção é a escala a partir da qual o sistema é descrito. Observe também que há todos os tipos possíveis de macroescalas para dado modelo causal. Poderíamos ter {AB} reduzido em dimensões de forma totalmente diferente. Além disso, é possível fazer isso com modelos muito complexos, como os que representam redes, cérebros ou chips de computador, podendo haver muitos elementos na macroescala, já que as diferentes partes do modelo são reduzidas em dimensões, como a seguir.

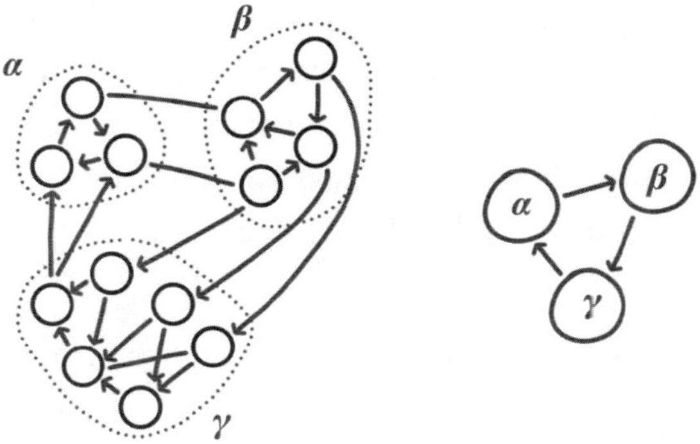

A existência da realizabilidade múltipla não refuta o argumento da exclusão por si só, mas implica haver nas macroescalas certa propriedade que, por definição, as microescalas não possuem: a realizabilidade por muitas microescalas possíveis. Em outras palavras, há muitas maneiras de se obter a mesma temperatura, o mesmo "estado cerebral" e muitas formas de se calcular uma função específica de entrada/saída por meio de diferentes algoritmos. Por definição, é impossível que uma microescala seja multiplamente realizável — cada estado, configuração ou dinâmica em uma microescala é algo singular e único, o que deve fazer com que reflitamos e talvez indique haver oportunidade para as macroescalas terem importância além da mera compressão.

A Crescente Compreensão Científica da Causalidade

Embora a causalidade seja muitas vezes encarada como assunto filosófico, ela está no cerne da ciência. Indagar "O que faz o quê?" é o pilar da pesquisa científica. Na biologia, isso é expressado por meio de diferentes tipos de intervenções projetadas para entenderem o que faz o quê, como a regulação ascendente ou descendente de genes,[12] a estimulação optogenética de neurônios,[13] a perturbação do tecido neural pela estimulação magnética transcraniana,[14] eliminações genéticas[15] e muitas outras coisas. Até um ensaio clínico randomizado é uma intervenção para se estabelecer se certo composto tem efeito causal.[16] A causalidade não está implícita no pensamento científico — frequente e explicitamente, cientistas constroem modelos causais dos sistemas de seu interesse, de redes de regulação genética[17] a interactomas de proteínas.[18]

A compreensão da causalidade evoluiu de forma significativa apenas nas últimas poucas décadas. Isso se deve, ao menos em parte, ao trabalho de Judea Pearl, cuja pesquisa lhe rendeu o Prêmio Turing (o Prêmio Nobel de ciência da computação). Pearl formalizou a ideia da intervenção como essencial na análise da causalidade.[19] Intervenção é quando o pesquisador manipula uma variável de dado sistema. Assim como se pode fazer uma intervenção em casa apertando o botão de um interruptor para cima ou para baixo, um cientista faz o mesmo para ajustar um gene em uma ou outra direção. O trabalho de Pearl mostra como a intervenção é qualitativamente diferente da mera observação. Para se entender a causalidade, não se pode simplesmente observar a correlação entre as coisas; deve-se especificar uma intervenção que altere o sistema do lado de fora.

Se fôssemos aplicar engenharia reversa a um sistema complexo, como um motor, ou mesmo a um sistema simples, como quando descobrimos o que cada interruptor faz em uma nova casa, usaríamos intervenções naturalmente — faríamos ajustes em algumas variáveis e manteríamos outras constantes para descobrir o que causa o quê. Pearl formalizou matematicamente essa abordagem de intervenções como a aplicação do "operador do". Digamos que se queira entender o que o interruptor em uma casa nova causa. Você faria algo (interruptor = para cima), que seria apertar o interruptor, o que por sua vez presumivelmente acenderia a lâmpada a ele conectada. Isso é às vezes chamado de "relato baseado na intervenção" da causalidade, ou também de "relato de diferenciação", já que apertar o interruptor fez diferença no estado da lâmpada.

Visualmente, pode-se encarar tal intervenção como uma cirurgia feita em um modelo causal, procedimento em que se repara o estado de uma variável para ver o que acontece. Geralmente, começa-se com um modelo causal em algum estado. Usemos um que já conhecemos:

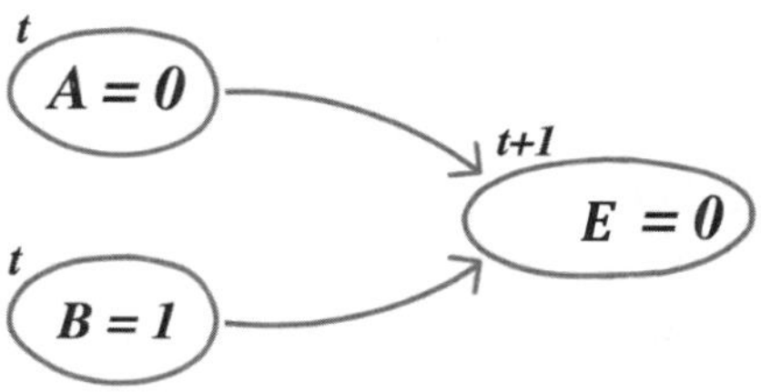

A, B	E
00	0
01	0
10	0
11	1

Para saber se A é causa de E, pode-se (hipoteticamente) "virar" o estado de A para ver o que acontece, o que pode ser representado como do(A=1).

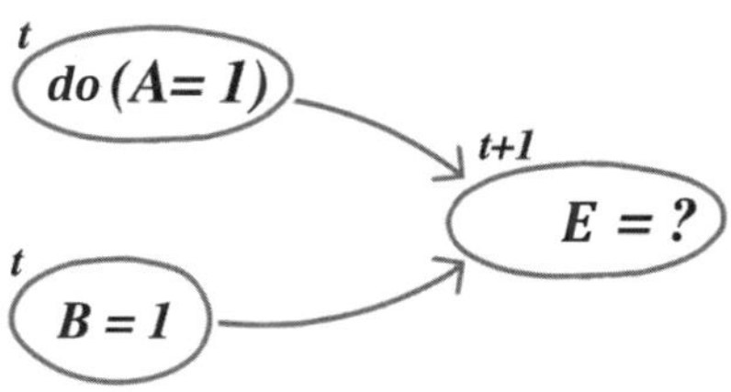

A, B	E
00	0
01	0
10	0
11	1

Em vez de E=0, haveria efeito de E=1 após a intervenção, o que mostra que o estado original de A faz diferença (indicando haver influência causal de A sobre E).

Supondo-se termos o modelo causal correto de dado sistema (sem levar em consideração como se chegou a ele, o que é questão de experimentação e inferência) e que se pode calcular o efeito das intervenções sobre ele como visto acima, isso representa, de acordo com Judea Pearl, "compreensão profunda". Ele escreve:

> Compreensão profunda significa não apenas saber como algo se comportou ontem, mas também como aquilo se comportará em novas circunstâncias hipotéticas. Curiosamente, tal compreensão faz com que nos sintamos "no controle", mesmo não havendo um jeito prático de se controlar o movimento celestial, e ainda assim a teoria da gravitação nos dá a sensação de compreensão e controle, já que fornece o plano para um controle hipotético... Agora vemos como o modelo de intervenções conduz a uma definição formal de causalidade: "Y é causa de Z se pudermos mudar Z manipulando Y, ou seja, após removermos cirurgicamente a equação para Y, a solução para Z dependerá do novo valor que substituirmos por Y."[20]

Ou seja, se manipular Y implica mudança em Z, tal relação significa que Y tem certo grau de influência causal sobre Z — como mostrado acima, com A causando o estado futuro de E.

Observe que intervenções são capazes de capturar algo que simples correlações não capturam. Dois diferentes interruptores podem estar altamente correlacionados (a luz da varanda e a do gramado), mas percebemos que eles constituem relações causais independentes quando começamos a intervir em um e depois no outro.

A ciência tem usado implicitamente a noção de causalidade desde que R. A. Fisher propôs a ideia de um experimento aleatório. O que a aleatoriedade faz? Nos termos de Pearl, ela realiza uma cirurgia em uma equação em um suposto modelo causal. Por exemplo, ao analisar casos de hereditariedade, a questão de até que ponto os resultados das pessoas são influenciados pela criação ou pela natureza é obscurecida pelos efeitos conjuntos e sobrepostos de ambos. É por isso que encontrar gêmeos separados no nascimento é tão importante para a biologia.

Quando me refiro à causalidade, é a isto que me refiro: à influência da variável de um modelo sobre outra, que podemos distinguir por correlação realizando intervenções. Como Pearl enfatiza, tão logo obtemos um modelo causal, podemos conceitualizar não só as intervenções de fato realizáveis, mas também as hipotéticas e imagináveis — isto é, podemos raciocinar contrafactualmente.[21]

Alguns filósofos consideram a causalidade um mistério metafísico incrivelmente profundo. Talvez sua natureza máxima o seja, e podemos nos contentar com uma compreensão contextual da causalidade, dependendo do tipo de modelo causal que examinamos.[22] No entanto, a nova matemática da causalidade elimina questões metafísicas simplesmente as evitando. A causalidade, ao menos em sistemas receptivos à representação como o tipo de modelo causal que estamos discutindo, simplesmente *é* a dependência entre variáveis (assim que as intervenções separam quaisquer fatores que poderiam gerar confusão).

Tal compreensão mais certeira da causalidade nos permite formular o argumento de exclusão de Kim de forma muito precisa. Se o reducionismo universal for verdadeiro, deve sempre ser preferível ao "refinamento" do modelo causal (como ao aumentarmos sua dimensionalidade com mais detalhes). Descer a escada espaço-temporal sempre trará compreensão melhor, nunca pior, do que causa o quê.

Trata-se de fato receptivo à investigação que examina medidas de causalidade e como elas se comportam enquanto as descrevemos em diferentes escalas. Tal é precisamente a abordagem que meus coautores e eu apresentamos em 2013 na forma de uma teoria que nos diz quando reduzir ou não, de modo a eliminar as dúvidas sobre escala que perseguem e atormentam os cientistas.

Emergência Causal

Durante meu PhD sobre a Teoria da Informação Integrada, era nosso trabalho, meu como aluno, e também de dois pesquisadores de pós-doutorado, reforçar a teoria, dando a ela o máximo possível de poder de fogo argumentativo e intelectual. Assim, vários atuaram em diferentes partes da teoria, cuja complexidade é agora bem conhecida.

Um problema específico ocorria sempre: aparentemente, vivenciamos as coisas em certa escala temporal (de milissegundos a segundos), assim como fenomenologicamente em dada escala "espacial" (não conseguimos ver as coisas com uma infinidade de detalhes etc.). Além disso, a própria neurociência, ao examinar os possíveis correlatos neurais da consciência, escolhe correlatos em escala espaço-temporal bem distante da microfísica fundamental. Mas a visão reducionista não exclui isso? Como a consciência obtém sua escala?

Eu queria resolver o problema para ajudar a reforçar a IIT, mas também senti que ele ia além da IIT. Se a consciência realmente existisse em escala espaço-temporal superior, qual seria a razão disso? Não indicaria um fenômeno mais geral? Afinal, de acordo com o argumento de exclusão, toda influência causal deveria se esvair para a microescala inferior. Se tal não ocorre, alude-se à teoria de emergência.

Foi nisso que convenci meus colegas a trabalharem: um método matemático geral para separar as macroescalas naturais das artificiais com o exame da causalidade em diferentes escalas de sistemas. Essa pesquisa, que compreendeu a maior parte do meu PhD, em algum momento se tornou a agora chamada teoria da emergência causal. Ela nos traz fato surpreendente: macroescalas podem ter influência causal muito além das microescalas que elas supervêm.

Como isso é possível? A teoria da emergência causal começa reconhecendo haver graus de causalidade. As coisas podem ter mais ou menos influência causal. É precisamente assim que nós seres humanos falamos naturalmente sobre causalidade, como quando dizemos: "A árvore tombou durante a tempestade, mas principalmente por ter sido esvaziada por cupins antes." Todos sabemos como medicamentos podem tratar uma doença, mas não completamente, nem sempre. Ou seja, algumas relações causais (a dependência entre as variáveis de um modelo causal sob intervenção) são mais fortes, e outras mais fracas. Há muitos sinônimos para isso, de "influência causal", "poder causal", "força causal", "controle causal", "informatividade causal" a "melhor explicação causal" — escolha o seu.

A emergência causal ocorre quando as macroescalas exercem mais influência causal do que suas microescalas subjacentes sobre exatamente os mesmos eventos. Para com certeza mensurarmos a emergência causal, devemos escolher uma medida específica de causalidade para assim avaliarmos a intensidade com que as macroescalas aumentam a influência causal. Em termos de medidas de causalidade, já houve muitas através da história. De fato, cientistas, matemáticos e filósofos não concordaram em uma só medida universal de influência causal, embora muitas tenham sido propostas. Em vez disso, foram dadas várias definições sobrepostas, algumas das quais capturam diferentes aspectos da causalidade. Isso se assemelha muito aos avanços da teoria da complexidade nos anos 1980 e 1990, quando foram introduzidas diferentes medidas relacionadas de complexidade. Até hoje, não há acordo pleno sobre o que exatamente "complexidade" significa em termos matemáticos — decerto, quer dizer mais de uma coisa, cujos diferentes aspectos são captados por certa família de medidas que em geral coincidem e vez por outra divergem de maneiras interessantes.[23] O mesmo se aplica à causalidade. É bem possível que jamais haja um acordo universal quanto a qual seria a melhor medida de causalidade, já que o que se quer dizer com "causalidade" às vezes varia de maneiras sutis, não havendo uma só equação que capture perfeitamente cada aspecto do uso da palavra — o que não significa não poder haver ciência ou matemática de causalidade como há de complexidade.

Por sorte, a emergência causal não requer encontrar uma verdadeira medida de causalidade. Exemplos de emergência causal podem ser encontrados até mesmo nas mais simples e antigas medidas de causalidade — trata-se de fenômeno geral das relações causais, independentemente de como exatamente são mensuradas.

Consideremos as definições de causalidade propostas por David Hume em 1748, frequentemente reconhecidas como tendo estabelecido as bases para quase todo o pensamento subsequente sobre o tema. Hume propõe duas definições diferentes de causalidade, embora a primeira seja mais famosa, já que Hume a desenvolveu substancialmente:

"Podemos definir uma causa como um objeto seguido de outro, e onde todos os objetos semelhantes ao primeiro são seguidos de objetos semelhantes ao segundo."[24]

Isso é chamado às vezes de "relato de regularidade" da causalidade — se duas coisas forem emparelhadas uma com a outra o bastante (digamos, como torrada queimada e fornos elétricos), então em algum momento diremos que uma é causa da outra. Há todos os tipos de problemas nessa definição inicial de causalidade, mas o interessante é que mesmo nela a possibilidade de emergência causal aparece — afinal, as relações de macroescalas não são bem mais regulares do que as de microescalas? De fato, os estados das microescalas em geral nunca se repetem, enquanto os das macroescalas o fazem regularmente. Como as macroescalas são multiplamente realizáveis, os efeitos podem ser mais bem emparelhados a suas causas em uma macroescala.

Examinemos um caso simples em modelo causal. Façamos uso explícito do relato de regularidade da causalidade de Hume. Como seria enfadonho e desinteressante se tudo se correlacionasse perfeitamente, adicionemos um pouco de ruído ao modelo. A dependência de um elemento em relação a outro será definida em termos de probabilidades. Isso significa que deixaremos as tabelas verdade que governam os elementos usarem qualquer valor entre 0 e 1 para calcularem suas saídas. Imaginemos um modelo causal no qual A é entrada para {BC}. Como modelo de probabilidades, suas entradas podem levar a diferentes saídas. Como exemplo, se a entrada A=0, isso talvez conduza à saída B=0, mas só em 70% do tempo; nos 30% restantes será B=1 (o mesmo valendo para C). A microescala do sistema fica à esquerda, a macroescala abaixo, à direita, juntamente com as tabelas que descrevem as entradas binárias em cada escala, com as saídas dadas de acordo com a probabilidade de serem 1 (na microescala, B e C usam o mesmo mecanismo).

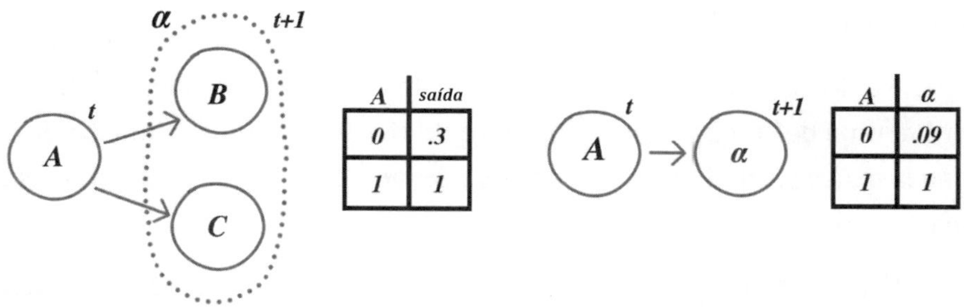

Pode-se comparar as duas escalas por meio do relato de regularidade de Hume observando os pareamentos entre estados. Imaginemos os pareamentos na microescala que poderíamos observar: A=0, mas como tanto B quanto C agora só têm 70% de probabilidade independente de serem 0, A e B poderiam assumir outro estado — o mais alto pareamento de A=0 é {AB}=00, ao qual A=0 está mais fortemente associado, mas isso ocorre só em 49% do tempo, o que significa que, na microescala, os estados não seguem uns aos outros com frequência.

No entanto, na macroescala há regularidade quase perfeita. Isso ocorre porque α agrupa os estados de {BC} de modo que qualquer um dos estados {00, 01, 10} seja descrito como α=0. Portanto, α=0 está fortemente associado a A=0 (91% do tempo, já que α=0 sempre que B e C forem iguais a 00, 01, ou 10, algo cuja probabilidade cumulativa é de 91%, considerando que A=0). De acordo com a definição original de Hume, trata-se de caso de emergência causal, já que a macroescala tem maior regularidade entre seus elementos do que a microescala subjacente que ela supervém.

Talvez se trate de estranho subproduto do relato de regularidade (em relação ao qual se pode ser cético de antemão devido a sua falta de sofisticação)? Na verdade, não, pois há outra definição de causalidade de Hume "onde, se o primeiro objeto não tivesse existido, o segundo tampouco teria".[25] Tal definição de Hume é às vezes chamada de "definição contrafactual de causalidade". (Imagine viver em uma época em que se poderia propor em uma só frase algo que estaria no cerne de séculos de debates!)

David Lewis, um dos mais influentes filósofos do século XX, escreve uma definição formal do relato de Hume 200 anos depois: algo é causa *c* de *e* se, dado que os eventos *c* e *e* aconteceram, se *c* não tivesse acontecido, *e* tampouco teria.[26,27]

Usando a definição de Lewis de causalidade, mais uma vez é fácil encontrar casos de emergência causal. Aqui está outro modelo causal disposto de forma um pouco diferente — desta vez sem ruído, mas com redundância. Na verdade, trata-se de nosso velho amigo, o portal E.

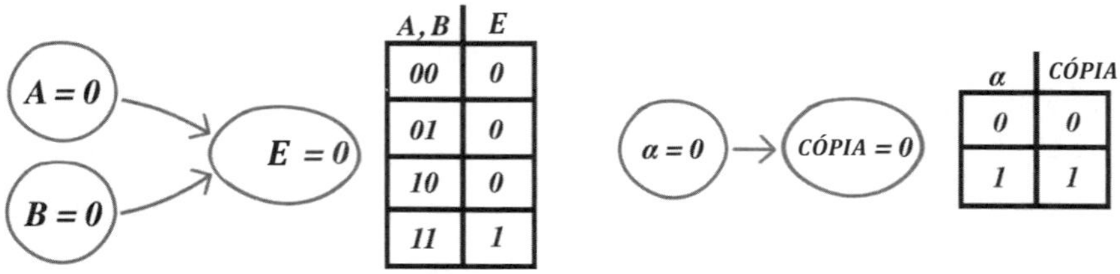

Pode-se redescrever o sistema em macroescala, no qual agora as entradas {AB} se agrupam em α, tanto que {00, 01, 10} são considerados α=0, e 11 é considerado α=1. Isso transforma E em portão de CÓPIA que só copia a entrada que recebe. Assim, se α=0, CÓPIA=0 (apesar de o elemento não mudar de fato; é apenas um jeito diferente de descrever o que se passa). Examinemos a definição de causalidade de Hume/Lewis no caso acima. Para compararmos as duas escalas, queremos saber se E=0 depende de forma contrafactual de {AB}=00, e se, na macroescala, CÓPIA=0 depende de forma contrafactual de α=0. Para avaliarmos isso, podemos usar o operador "do" em ambas as escalas:

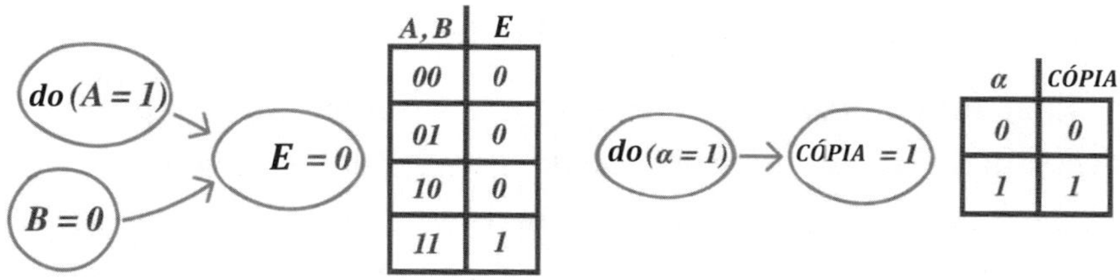

É possível ver os resultados das intervenções e fazer julgamentos sobre a definição contrafactual de causalidade nas duas escalas. Na microescala, sem {AB}=00 (por exemplo, se {AB}=10), vemos que E=0, como antes, o que significa que o estado de E ser 0 não depende contrafactualmente de {AB} de acordo com essa definição de causalidade. No entanto, sem α=0, então necessariamente α=1, o que por sua vez significa CÓPIA=1, que é um resultado diferente. Em outras palavras, na macroescala, CÓPIA=0 depende contrafactualmente de α=0, mas na microescala E=0 não depende contrafactualmente de {AB}=00, *embora ambas apenas sejam descrições distintas da mesma ocorrência de eventos.* Assim, a microescala fracassa em atender à definição contrafactual de causalidade, não sendo causa em aspecto algum, enquanto a macroescala atende a definição — um simples caso de emergência causal, já que a macroescala é uma causa, mas não a microescala.

Os exemplos dados podem parecer incrivelmente abstratos. Eles se traduzem no mundo real? Para verificar, apliquemos essas ideias à questão de o comportamento ser ou não causado pelos estados neurais. Isso provavelmente significa que pequenas alterações (mediante hipotética intervenção) feitas no estado neural teriam conduzido a diferentes resultados. Entretanto, pequenas alterações feitas no estado atômico (mediante hipotética intervenção) não teriam direcionado a mudanças de comportamento. Então, em que sentido os átomos eram uma causa? Alguns filósofos mostraram cenários parecidos, concentrando-se especificamente na ideia de que os estados mentais são necessários para se obterem resultados, mas não os estados físicos subjacentes, ainda que os poucos filósofos que notaram essa diferença de necessidade em escalas mais altas fracassaram na generalização da observação em maior compreensão da emergência.[28–30]

Enquanto a emergência causal pode ser identificada até nas definições mais básicas de causalidade, geralmente as medidas usadas para determinar sua existência são mais complexas do que as definições originais de Hume, muitas vezes fazendo uso da teoria da informação.[31–35] Grande parte do trabalho na literatura da emergência causal foi feito usando o que chamamos de *informações eficazes*, que são a medida de quanta diferença a intervenção comum faz em um modelo causal. Elas são calculadas a partir de intervenção aleatória em elementos, com subsequente medição das informações transmitidas, o que é feito usando a teoria da informação.

Em 2013, meus coautores e eu mostramos que, em circunstâncias adequadas, informações eficazes podiam aumentar significativamente nas macroescalas.[36] O primeiro sistema que usamos era mais complicado do que alguns dos modelos causais já observados aqui, uma vez que tinha quatro elementos. Porém os princípios básicos eram os mesmos.

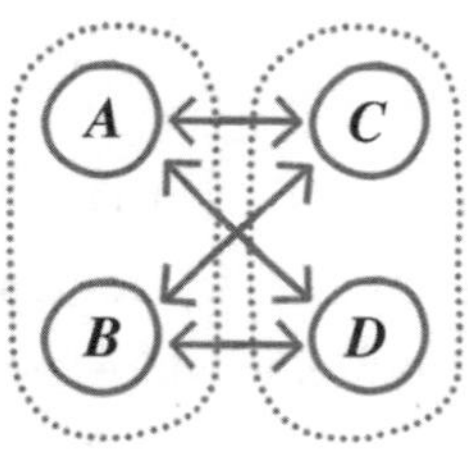

entradas	*saídas*
00	*.3*
01	*.3*
10	*.3*
11	*1*

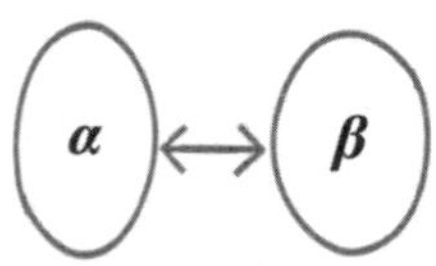

entradas	*saídas*
0	*.09*
1	*1*

Notavelmente, os efeitos das intervenções em tal sistema são muito diferentes na macroescala se comparada à microescala. As entradas da microescala são ao mesmo tempo raramente necessárias e também podem conduzir a certas saídas apenas de forma não confiável e irregular — por exemplo, se AB=00, então do(AB=01) não faz diferença. Todavia, na macroescala as intervenções são muito diferentes: quase sempre são necessárias para saídas, além de ativá-las de maneira confiável, o que significa que do(α=0) provavelmente conduzirá a β=0, sendo que β depende contrafactualmente de α. Isso se reflete nas informações transmitidas pela intervenção comum, que são eficazes (1,15 bits na microescala, mas 1,55 bits na macroescala).

Depois, também mostramos emergência causal mediante uso de informação integrada, a medida no cerne da IIT.[37] Isso responde à pergunta original sobre o porquê (ao menos, de acordo com a IIT) de a consciência não ter de ser necessariamente associada apenas à praticamente instantânea nuvem de quark do cérebro.

Se a emergência causal apenas ocorresse devido a alguma peculiaridade particular de uma única medida, como a maneira pela qual informações eficazes são calculadas com intervenção comum, seria apropriado o ceticismo quanto ao fato de a emergência causal ser um fenômeno real.[38,39] Mas não é o caso. Em vez disso, há dúzias de medidas de causalidade, muitas estando altamente relacionadas entre si (além de serem atualizações modernas de noções antigas como as de Hume), e a emergência causal está espalhada por tais medidas; meu coautor Renzo Comolatti e eu examinamos diversas medidas de causalidade e achamos emergência causal em todas, não importando como as intervenções haviam sido realizadas, como os fatores contrafactuais haviam sido calculados ou os contextos de fundo usados na análise causal.[40] A emergência causal é quase impossível de se evitar.

Isso muda nossa concepção de emergência. Não se trata de um cenário raro e exótico que só ocorre nas margens da física. Antes, exemplos de emergência se pautavam em slogans como "mais é diferente".[41] Embora intrigantes, até hoje tais slogans não se prestaram a fornecer exemplos prováveis de emergência, agindo mais como metáforas sugestivas.[42]

A emergência causal não é tão atraente quanto certas propriedades mágicas e novas que violam a física ao surgirem na macroescala. Isso é bom. A emergência causal não é mágica, é só matemática, e é tão comum que pode ser vista em quase toda parte. No fim das contas, a razão disso tem a ver com o funcionamento dos telefones celulares.

Emergência Causal como Correção de Erros

Em *A Trilogia da Fundação*, Isaac Asimov imagina uma fantástica ciência histórica chamada "psico-história", que o personagem Harry Seldon usa para prever a inevitável queda do império galático. Asimov se refere muitas vezes a como as previsões de Seldon só operam em nível agregado (em macroescala), pois as ações individuais das pessoas não podem ser previstas devido a sua aleatoriedade e caos inerentes — embora todas se equilibrem em nível agregado. Ou seja, o agregado realiza o que é chamado de "correção de erros".

A definição técnica de correção de erros vem da teoria da informação. Ela é subjacente a basicamente toda a tecnologia da comunicação, e foi originalmente descoberta por Richard Hamming, que juntamente com Claude Shannon foi um dos fundadores da teoria da informação (eles até compartilhavam um escritório na Bell Labs*). Mesmo em nível psicológico, nós mesmos realizamos correção de erros o tempo todo: se eu escreer enqunto deix d fra algums letrs é bm provvel qe vc aind entend o qu estu dizndo.

A ideia de correção de erros na teoria da informação é relativamente simples. Ela começa formalizando a comunicação como algo que ocorre ao longo de um "canal com ruído". Imagine uma linha telefônica cujo som aparece e some enquanto falamos — é um canal com ruído. Mas deixemos tudo ainda mais simples e imaginemos que a linha é um canal de comunicação através do qual estamos enviando somente 0s ou 1s, e não palavras inteiras. O ruído no canal pode ser apresentado como probabilidade de que o 0 que estamos tentando enviar "se inverte" e se torna 1 para o receptor, ou vice versa. Essa probabilidade de

* Empresa com foco industrial e científico localizada em Murray Hill, Nova Jersey. Subsidiária da Nokia. [N. do T.]

inversão de bits consegue ser bem alta — pode significar que se tentássemos enviar 0110, sairia 1101 ou alguma outra deturpação, o que obviamente seria problemático para a comunicação.

Hamming mostrou que é possível superar o ruído codificando a mensagem de forma que ela se aproveite da redundância.[43] Como exemplo simples, em vez de enviar 1, poder-se-ia enviar 111 significando 1, e 000 significando 0. Apesar da comunicação mais lenta, o receptor terá probabilidade muito maior de entender o que se tenta dizer, já que a probabilidade de se alterar todos os três bits é muito mais baixa do que a de o mesmo ocorrer com um só bit. Do lado do receptor, a estratégia consiste em agrupar as saídas — tratando {000, 010, 100, 001} como 0, e então {111, 110, 011, 101} como 1. Às vezes, a mensagem ainda poderá ser mal compreendida, mas em geral as falhas de comunicação serão reduzidas de modo significativo.

No entanto, note que isso é bem parecido com analisar a mensagem em macroescala! Afinal, temos as duas "macromensagens" {0, 1} que podem sair de uma linguagem de micromensagens {000, 001, 010, 011, 100, 101, 110, 111}, assim havendo redução de dimensionalidade e as macromensagens sendo multiplamente realizáveis, já que o receptor poderia receber 0 tanto de 000, 001, 010, como de 100.

Como os canais de informação são meras entradas/saídas com probabilidades associadas (assemelhando-se muito às tabelas verdade que temos discutido), não há razão para não aplicarmos o mesmo raciocínio às relações causais, matematicamente muito semelhantes aos canais de informação — como as informações eficazes são bem próximas das medidas centrais na teoria da informação tradicional, pude mostrar diretamente que muito da mesma matemática se aplicava.[44]

O que significa haver "erros" nas relações causais? Imaginemos uma nova casa com dois interruptores, com cada um acendendo uma luz diferente. Um interruptor é determinístico e infalível em acender a luz conectada a ele. Funciona sempre. Trata-se de relação causal livre de erros. Mas imaginemos agora outro interruptor que seja indeterminístico (ou "ruidoso"), o que significa que a luz pode não acender todas as vezes em que o pressionarmos.

Em nosso trabalho, formalizamos a diferença entre os dois interruptores como quantidade de *determinismo*, o grau em que uma relação causal é determinística. Avaliar o grau de determinismo é como perguntar: se o interruptor está ativado, o que sabemos sobre a lâmpada? Quanto ao interruptor determinístico, só de olhar para ele sabemos ao certo qual é o estado da lâmpada. No entanto, para o interruptor indeterminístico, sabemos pouco sobre o estado da lâmpada. É como se o interruptor estivesse tentando influenciar a lâmpada, mas há "erros" onde o "sinal" (a causa) desaparece ou é trocado.

Esse é apenas um dos dois tipos de erros nas relações causais. O outro tipo se chama "degeneração" (às vezes também chamado de "redundância"). O termo "degeneração" vem da biologia, quando muitas configurações genéticas diferentes conduzem ao mesmo fenótipo, ou muitos estados neurais diferentes conduzem ao mesmo comportamento — a degeneração do córtex é algo sobre que o próprio Gerald Edelman escreveu. A degeneração pode ser normalizada ao se olhar a frequência com que diferentes entradas conduzem à mesma saída.[45]

Imaginemos agora uma lâmpada controlada não por um, mas por dois interruptores, ambos podendo acender ou apagar a luz. Supondo-se que as relações sejam determinísticas, a localização dos "erros" pode inicialmente não estar clara, mas faz sentido se pensarmos a respeito: devido à degeneração, se a lâmpada estiver acesa, pode ser porque o botão de um dos interruptores esteja posicionado para cima, ou porque os botões dos dois estejam nessa mesma posição. Tudo o que se sabe a partir da saída (o estado da lâmpada) é que os dois interruptores não podem estar simultaneamente desligados, o que é menos informação do que no caso em que um interruptor controla a lâmpada sozinho, caso no qual definitivamente se saberia qual era o estado do interruptor só de olhar para a lâmpada. Em outras palavras, pode haver erros ao se relacionarem efeitos a determinadas causas, o que é diferente dos erros no indeterminismo, que podem ocorrer ao se relacionarem causas a seus efeitos.

Tanto o determinismo quanto a degeneração fazem muita diferença na influência causal. Praticamente todas as medidas de causalidade se baseiam em alguma combinação ou relação dos dois.[46] No geral, a influência causal aumenta quando o mesmo acontece com o determinismo (efeitos que, de forma confiável, vêm de causas), e diminui quando a degeneração aumenta (já que as causas se tornam mais redundantes). Isso se encaixa na compreensão filosófica tradicional de causalidade, como o fato de as causas dependerem de suficiência e necessidade.

Então, qual é o equivalente causal de um código de correção de erros na teoria da informação? Um modelo causal de macroescala que aumenta o determinismo e/ou diminui a degeneração. Quanto mais correção de erros houver em uma macroescala, mais forte será a influência causal se comparada à microescala subjacente, e portanto mais alto será o grau da emergência causal existente.

Se o que Richard Hamming compreendeu foi que o segredo de se enviar uma mensagem na presença da incerteza é a redundância, emergência causal é a compreensão de que criar relações causais fortes na presença da incerteza é algo que se alcança por meio da realizabilidade múltipla — pela mesma razão matemática. Por definição, as microescalas não podem ter a propriedade de correção de erros, pois tudo nelas ocorre uma só vez — nada é passível de realizabilidades múltiplas nelas.

Às vezes, filósofos e cientistas fazem distinção entre o que chamam de emergência "fraca" e "forte", com o tipo fraco sendo incontestável, mas também desinteressante, e o tipo forte sendo tão controverso que apenas uma minoria diminuta acredita que ele exista.[47,48] Emergência fraca só significa que as macroescalas são difíceis de prever ou entender na prática, mas são redutíveis à microescala na teoria. Emergência forte significa que novas propriedades irredutíveis são adicionadas à macroescala, o que aparentemente indica que esse tipo de emergência requer novas leis físicas apenas para a macroescala. Porém todas são escolhas ruins, já que a emergência fraca é relativamente desinteressante, e a emergência forte é interessante em excesso!

A emergência causal oferece meio-termo, não sendo nem fraca nem forte. Ela sustenta que elementos e estados de macroescalas são redutíveis a microescalas subjacentes sem perdas, mas que a causalidade da macroescala não o é. Ao mesmo tempo, essa causalidade "extra" não é inexplicável nem misteriosa. É apenas uma correção de erros.

Funciona na Prática. Mas, e na Teoria?

Dadas as implicações trazidas pela teoria da emergência, não é de se admirar que haja possíveis objeções à ideia de emergência causal. Por experiência própria, sei que tais objeções requerem ou (a) discutir determinada medida de causalidade, o que é extremamente dificultado, já que tantas medidas diferentes de causalidade mostram o fenômeno em um ou outro grau, em muitos contextos e suposições diferentes,[49] ou (b) apagar propositadamente as diferenças entre os modelos de microescala e macroescala usando probabilidades em macroescala ou contrafactuais em microescala, ou permitindo que a microescala seja redução de dimensionalidade (i.e., não sendo uma microescala real), tudo sendo descrito como vazamento de informações entre modelos de macroescala e microescala (o que não faz sentido, dado que a lógica por trás de tudo consiste em comparar e contrastar diferentes escalas).

Contudo, uma objeção séria é na verdade consequência da própria teoria. De acordo com ela, a emergência causal é impossível se não houver incerteza em algum lugar, pois assim não haverá erros a serem corrigidos. Isso leva à inevitável pergunta: de onde vem a incerteza presente em nossos modelos do mundo? Para onde vão os erros?

Trata-se de questão essencialmente empírica. O universo poderia, no fim das contas, ser de várias formas diferentes, talvez determinado, talvez indeterminado (operando por meio de probabilidades). Na prática, há incerteza em quase toda a ciência. Por exemplo, na biologia, a aleatoriedade pode vir de como as moléculas celulares existem na presença do movimento browniano,[50] ou da natureza estocástica dos canais de íons.[51] A emergência causal apenas requer que as probabilidades (incertezas) apareçam *em algum lugar*. Podemos voltar para a tentativa de Stephen Wolfram de achar uma regra simples que gere a física — a grande maioria das regras exploradas por Wolfram, incluindo algumas que ele considera subjacentes à própria física, contém degeneração (incerteza quanto ao passado); ele especula que a degeneração é o que está subjacente a vários aspectos contraintuitivos da física.[52]

Na microescala do mundo, nosso conhecimento é incompleto: ainda não conseguimos conciliar a física quântica com a relatividade geral, e lacunas continuam a existir na própria física, já que a teoria das cordas não cumpriu a promessa de ser a teoria de tudo.[53] A física quântica se baseia em distribuições de probabilidade e, notavelmente, contém indeterminações de medidas, sendo que somente as interpretações controversas da física quântica, como o chamado superdeterminismo,[54] além de outras teorias de variáveis ocultas, parecem se livrar da incerteza irredutível. Os adeptos dessas abordagens parecem ser minoria na física. Além disso, há importantes provas mostrando que, na física, a incerteza pode ser necessária e inevitável;[55,56] de forma parecida, a incompletude científica necessitaria da incerteza em algum lugar, no mínimo, em nossos modelos do mundo.

Além disso, há indeterminismo necessariamente em qualquer sistema aberto. Até os raios do sol podem por vezes interferir no funcionamento de um computador, adicionando um pouco de ruído infinitesimal. Se um cientista se propõe a criar um modelo causal de um computador, parece ridículo estipular que ele deva incluir todo o estado atômico do sol. O mais natural seria simplesmente adicionar um pouco de ruído em algum lugar no modelo para representar o fato de ser um sistema aberto, ou de os componentes poderem quebrar, e assim por diante. Ou seja, é natural tratar as relações causais como locais, e portanto ruidosas, em vez de tentar incorporar todo o estado do universo em cada modelo.

Um reducionista comprometido pode aceitar a situação e argumentar que todos os modelos causais de fato deveriam incluir todo o estado do universo (ao mesmo tempo supondo que a física não tenha outra fonte de erros em relações causais em lugar nenhum). Mesmo assim, há um problema com esse viés extremo — ele elimina totalmente a noção de causalidade. Uma analogia: a entropia sempre aumenta em sistemas fechados, mas nem sempre em sistemas abertos. Aqui no planeta Terra, a entropia é capaz de ser combatida; decerto, é exatamente assim que a vida funciona, como sempre que limpamos a cozinha, arrumamos a cama ou ingerimos comida. Se encarada como um todo, no universo inteiro, a entropia aumenta constantemente. A capacidade de ela diminuir só existe em sistemas abertos — isto é, localmente.

De forma parecida, quando o conjunto do universo é visto como um todo, há somente o que exatamente acontece, não o que pode ou deveria ter acontecido (sem contrafactuais ou intervenções), e assim a própria causalidade desaparece. De acordo com Judea Pearl:

> Quando se deseja incluir todo o universo no modelo, a causalidade desaparece porque as intervenções desaparecem — manipulador e manipulado perdem sua distinção. Porém cientistas raramente consideram a totalidade do universo como objeto de investigação. Na maioria dos casos, isolam parte do universo e a declaram *entrada* — principalmente, como *foco* de investigações. O restante do universo é então considerado saída ou simples pano de fundo, sendo resumido pelo que chamamos de condições de contorno. A escolha de entradas e saídas cria assimetria em como olhamos para as coisas, sendo ela que nos permite falar sobre "intervenção externa", e daí sobre causalidade e direcionalidade de causa e efeito.[57]

Nesse ponto, o reducionista comprometido deve concluir que a própria causalidade não existe (o que significa, sem nenhuma surpresa, que a emergência causal também não). Em outras palavras, somente as visões mais extremas e específicas de ontologia e epistemologia

— como supor não haver indeterminismo ou degeneração em lugar algum do universo e, mesmo que houvesse, insistir que nenhum subconjunto do universo poderia ser moldado de forma independente e séria como sistema aberto, e assim, defender que a própria causalidade não existe — conseguem nos afastar da conclusão da emergência causal.

Escalas Naturais de Descrição

A teoria da emergência pode ser *útil* para a ciência além de suas conclusões metafísicas — algo que se sabe ser verdade. Então, o que se pode fazer com a teoria da emergência? Isso nos leva de volta ao propósito original deste capítulo: responder como a ciência obteve sua escala. Mais especificamente, a emergência causal torna possível escolher as escalas naturais de descrição de sistemas — ou seja, boas escalas espaço-temporais onde cria-se modelos causais.

Vale ressaltar que isso pode funcionar em duas direções. A teoria da emergência também é a teoria da redução. Basta inverter o sinal! A redução causal é o oposto da emergência causal — de fato, a teoria nos diz quando essa redução é apropriada. Por isso, encontrar a escala certa na qual moldar um sistema se assemelha muito a olhar a estrutura causal do sistema a partir de diferentes escalas, como ajustar o foco de uma câmera — ao se atingir a escala natural de descrição, o sistema "estala" e entra em foco, e o que causa o quê se torna óbvio.

Lembremo-nos de que os cientistas querem evitar a compressão tanto quanto possível (ou seja, eles querem o máximo possível de elementos e variáveis em seus modelos, e por isso evitam descartar informações). No entanto, eles também querem modelos causais nos quais os elementos ou variáveis mostrem alto grau de influência causal uns sobre os outros. Portanto, a teoria da emergência causal oferece uma elegante definição de naturalidade: escalas nas quais o macro realiza a maior parte da correção de erros para uma troca mínima em termos de redução de dimensionalidade. Ou seja, a escala natural de descrição é o ponto onde a mais ínfima redução de dimensionalidade leva ao ganho máximo em termos do grau de influência causal que as partes do modelo exercem uma sobre a outra.

Pode-se encontrar tais pontos de algumas maneiras. Determinadas medidas de causalidade já contêm dentro de si certo termo implícito de "tamanho" (assim como as informações eficazes) que as torna sensíveis à redução de dimensionalidade — com as informações integradas é parecido. Em tais casos, para encontrar uma escala natural de descrição, o modelador pode simplesmente maximizar a medida (como achar o máximo de informações eficazes ou integradas ao longo das escalas). Em outros casos, nos quais as medidas já não combinem as duas, a influência causal é capaz de ser equilibrada em relação à compressão. Imaginemos que se reduzam as dimensões de dado sistema (deixando cada vez mais de fora, subindo cada vez mais na escala espaço-temporal etc.) e que se vejam ganhos consistentes em termos de influências causais naquele modelo, até que em dado momento se atinja o ponto de retornos decrescentes — é sinal de que houve suficiente redução de dimensões e de que se está perto da escala natural de descrição.

Notemos que somente uma minoria astronomicamente diminuta consiste em boas reduções de dimensionalidade que mostram emergência causal, e na prática muitas vezes a heurística é necessária para identificar escalas emergentes causalmente.[58] Usando a heurística, mostramos que macroescalas emergentes causalmente são mais comuns nos sistemas biológicos do que nos tecnológicos.[59] Isso faz sentido porque os sistemas biológicos possuem muita incerteza, havendo erros para corrigir. De fato, em mais de mil espécies analisadas, compilamos evidências sugestivas de que a emergência causal em interactomas de proteínas (as ligações de várias proteínas nas células) aumenta na medida em que há evolução,[60] sendo que os eucariontes demonstram maior grau de emergência causal do que os procariontes. Isso pode ter algo a ver com o fato de a evolução encarar o desafio de construir relações causais confiáveis (como entre um gradiente químico e a expressão gênica) em face de extremo ruído e incerteza do mundo físico no nível da célula. Imaginemos ter de construir relógios precisos com peças de Lego que entram e saem da realidade, sendo esse essencialmente o problema que a biologia encara.

Reconsiderando as macroescalas da ciência, como a química, a biologia ou a economia, podemos ver tais descrições do mundo como de fato são: codificações de correção de erros na física. Assim, macroescalas não são úteis só por não termos memória, recursos computacionais ou capacidade de observação para entender tudo na microescala — na verdade, queremos minimizar a compressão tanto quanto possível.

De certa forma, cientistas buscam, dentre as possíveis perspectivas extrínsecas de um sistema, aquela que gere a compreensão mais profunda, principalmente do que faz o quê. Ao mesmo tempo, eles tentam evitar comprimir demais e querem modelos tão grandes quanto possível. Em escalas naturais de descrição, as intervenções de cientistas são mais precisas e a compressão é mínima — um ato de equilíbrio. Assim, a maneira como a ciência obteve suas escalas acaba sendo uma busca implícita ao longo da hierarquia espaço-temporal do mundo, algo conduzido por milhões de cientistas tentando encontrar influências causais confiáveis, como formigas procurando por fontes recompensadoras de comida e esculpindo túneis sobre túneis.

CAPÍTULO 11

O Caso Científico do Livre-arbítrio

Quando jovem, William James ficou praticamente preso à cama por três anos devido a uma debilitante depressão existencial. Isso ocorreu, ao menos em parte, por ele ser incapaz de acreditar no livre-arbítrio e, portanto, questionar sua própria vontade, propósito e sentido. A depressão acabou no dia em que ele passou a crer que a questão do livre-arbítrio era impossível de ser respondida de uma forma ou de outra. Sem quaisquer provas, ele percebeu que a questão era totalmente aberta e sem resposta e que, em vista disso, poderia optar por acreditar nela, escrevendo de maneira notória em seu diário: "Meu primeiro ato de livre-arbítrio será acreditar no livre-arbítrio."

James pode até ser um caso extremo, mas a crença no livre-arbítrio tem importância significativa para o comportamento e para a cultura. Em vários estudos, tal crença foi correlacionada a diversos tipos de traços psicológicos positivos, como maior gratidão, mais satisfação de vida, menos estresse, relatos de uma vida mais plena de sentido, maior ânsia de realizar metas significativas, além de mais comprometimento em relacionamentos e tendência maior de perdoar.[1]

E o que significa não acreditar no livre-arbítrio? Qual é o impulso que leva a isso? Creio, fundamentalmente, tratar-se simplesmente de encarar a perspectiva extrínseca do mundo o mais literalmente possível. É olhar para o mundo e ver somente seus mecanismos, engrenagens e rodas, e nenhum lugar onde a perspectiva intrínseca tenha alguma importância. William James sofria da doença da perspectiva extrínseca.

Certamente, muitos pensadores defenderam que o livre-arbítrio de fato existe, diversas vezes assumindo posição "compatibilista", na qual o conceito de livre-arbítrio é compatível com as leis atuais da física. No entanto, há muito ceticismo contemporâneo em relação a essa posição, já que como estratégia ela, com frequência, por fim define o livre-arbítrio de maneira insatisfatória, como quando corta partes necessárias ou intuitivas dele, para em seguida mostrar que aquela definição deturpada era verdadeira. Agora, é inevitável que nossa ingênua e nada técnica definição de livre-arbítrio (a primeira que temos) mude. Portanto, não é esse o problema — o problema é que os argumentos existentes a favor do livre-arbítrio revelam demais.[2]

Entretanto, a ideia de emergência causal torna mais complexos nossos relatos extrínsecos do mundo e prova que o reducionismo universal é enganoso. A partir disso, podemos identificar uma definição de livre-arbítrio de justificado interesse. Por que a emergência causal é importante? Porque, embora o argumento de exclusão esteja em grande parte restrito à literatura filosófica, ele é o fundamento acadêmico por trás de muitos dos argumentos mais públicos contra o livre-arbítrio. Se você já ouviu algo sobre não termos livre-arbítrio por sermos simples trens que se movem rapidamente ao longo dos trilhos da física, tais ideias são, ao menos em parte, afirmação da conclusão do argumento de exclusão, que é então simplificado em sua apresentação popular.

Se esses pontos de vista fossem verídicos, teríamos um estado de coisas deprimente. O filósofo Jerry Fodor resumiu a questão: "Se não for literalmente verdade que a minha vontade é causalmente responsável por eu estender a mão, a minha coceira é causalmente responsável por eu me coçar, e a minha crença é causalmente responsável pelo que digo... Se nada disso for literalmente verdade, então quase tudo em que acredito sobre qualquer coisa é falso, o que é o fim do mundo."[3]

Mas se o argumento de exclusão for a base acadêmica por trás dos argumentos mais populares contra o livre-arbítrio, já se viu que a emergência causal coloca a conclusão do argumento de exclusão seriamente em dúvida. Em nossa introdução original da ideia de emergência causal, baseada na identificação de casos em que a macroescala tinha mais informações eficazes do que a microescala, insistimos que a macroescala excluía a causalidade na microescala.[4] Ou seja, o argumento de exclusão de Kim foi derrubado por meio de um judô intelectual: como sabemos que a macroescala é uma descrição melhor da causalidade que governa duas descrições da mesma ocorrência, para que precisamos da microescala? Nesse viés, a macroescala de fato inibe a microescala, e os eventos da macroescala sem dúvida causam os da microescala.

Entretanto, é importante admitir que há múltiplas interpretações ontológicas do que se passa nesses casos de emergência causal. Certa interpretação afirma que descrever o sistema em qualquer escala, seja macro ou micro, equivale a oferecer uma fatia de baixa dimensão de um objeto de alta dimensão. Desse ponto de vista, sistemas não têm nenhuma escala específica, ocorrendo em múltiplas escalas simultaneamente. Nós, estúpidos macacos sem pelo, desenhamos, digamos, os mecanismos de dado sistema em tal escala, e então achamos ser esse o sistema. Porém isso não necessariamente conduz ao relativismo, já que qualquer sistema possui um subconjunto de descrições naturais que adiciona algo causalmente, podendo haver maneiras de se distribuir adequadamente a causalidade através das escalas. Imagine-se que a emergência causal de dada macroescala é de dois bits (como medido por informações eficazes). Na microescala, a informação eficaz é de apenas um bit, o que significa que na macroescala seria de três bits. Pode-se dizer que há três bits de causalidade total, com um bit abaixo na microescala e dois bits acima na macroescala. Como você já deve ter adivinhado, há maiores detalhes envolvidos em qualquer esquema de apropriação como esse.

Mesmo em caso de agnosticismo entre esses dois vieses metafísicos, não há interpretação na qual o próprio indivíduo (ou a macroescala que mais se identifique com ele) não seja causa *contributiva* das próprias ações de maneira irredutível.

O argumento de exclusão não é o único contra o livre-arbítrio, estando na lista das alegações mais conhecidas de não o termos. No entanto, suspeito que refutações similares estejam aguardando pelos argumentos restantes de oposição ao livre-arbítrio. Para oferecer definição científica de livre-arbítrio, deve-se pintar em espaço negativo. Em vez de se apoiar em apenas um argumento, uma definição rica de livre-arbítrio deve se basear em uma constelação de condições, todas legitimadas pela ciência moderna, que nos dá razões para crermos que tais condições existam em sistemas físicos — na verdade, condições que nossos próprios cérebros provavelmente satisfaçam.

Bereitschaftspotential!

O nome revela ter sido descoberta de cientistas alemães. O *Bereitschaftspotential* é a mudança nas ondas cerebrais que conduzem à ação voluntária, "potencial" descoberto originalmente em 1965.[5] O termo em inglês para isso é "readiness potential"*, sendo detectável ao se calcular a média da atividade cerebral antes de dada ação ser realizada. Na época da descoberta, foi postulado como indicativo de planejamento para se iniciar uma ação. O neurocientista Benjamin Libet conduziu um famoso experimento que tirou vantagem disso. Nele, os pacientes deveriam observar um relógio e se lembrar de quando decidiam fazer um movimento espontâneo. O resultado foi que o potencial de prontidão começou a agir antes de os pacientes perceberem terem decidido algo conscientemente.[6] Muito foi feito com esse experimento.

---

* "Potencial de prontidão" em português. [N. do T.]

Ele refuta o livre-arbítrio? A consciência ainda terá poder de "veto", decidindo agir de forma contrária ao potencial de prontidão?[7] Assim por diante.

Do mesmo modo em que ocorre com muitas das grandes alegações da neurociência que aparecem em livros didáticos, pesquisas recentes puseram as ideias de Libet em dúvida. Não que ele estivesse envolvido em má conduta ou deturpação, mas técnicas mais modernas mostraram ser muito mais difícil precisar quando um movimento ocorreria antes da decisão consciente de agir, ao menos com base no potencial de prontidão exclusivamente.[8] Apesar disso, a suposta refutação experimental do livre-arbítrio proposta por Libet é tão somente um exemplo específico de um "argumento de acontecimentos anteriores" contra o livre-arbítrio. O argumento diz o seguinte: se acontecimentos do passado distante causam nossas ações, não somos a causa real delas.[9] Não há nada de especial no potencial de prontidão quanto a isso; é só um bom exemplo.

Todavia, se a influência causal vem em graus, pode-se imediatamente ver problema nisso. Assim como a teoria da emergência causal mostra que a influência causal pode atingir o ápice em determinada escala espaço-temporal, é provável que a influência causal possa atingir o ápice em acontecimentos recentes ao invés de passados. Na medida em que se avança no passado, a influência causal entre eventos passados e atuais se torna menos determinada e mais degenerada, indicando que o passado distante é uma causa mais fraca do que o recente. Isso significa que, mesmo que acontecimentos distantes conduzam aos atuais, não chegam nem perto de serem uma causa tão forte (ou contributiva) quanto os eventos recentes. O mesmo pode ser aplicado ao se avaliar se as ações são de fato causadas com base em fatores internos ou externos a um agente.[10] Novamente, há múltiplas interpretações ontológicas oriundas desse fato: acontecimentos recentes estariam "bloqueando" os passados para que eventos distantes não sejam causas de maneira alguma? É possível criar um esquema de distribuição, ou é tudo relativo? Qualquer que seja a opção escolhida, o argumento dos eventos anteriores cai por terra.

Por vezes, o argumento dos eventos anteriores é chamado de outras formas, como "argumento de consequência", que se apoia na ideia de que, como não podemos controlar as leis da natureza, ou o que se passou antes de termos nascido, e já que nossas ações são *exclusivamente* resultado dessas coisas, tecnicamente não somos a causa de nossas ações.[11] Mas se, novamente, a causalidade vem em graus e desaparece com o tempo, nada disso parece grande coisa, uma vez que nem os acontecimentos passados distantes nem as leis da física tendo sido estabelecidas no início do universo seriam a causa mais forte.

Nesse ponto, os céticos podem argumentar que, deixando de lado toda a discussão sobre as causas do comportamento, ainda é problemático para o livre-arbítrio que o potencial de prontidão possa ser usado para *prever* o comportamento futuro das pessoas. Mesmo assim, esse viés não leva em consideração o quanto nossa compreensão matemática dos limites da previsão evoluiu nas últimas décadas.

A Consolação do Caos

Perto do final da queda lenta de Roma e início da Idade das Trevas, estando na prisão enquanto aguardava sua execução, que ocorreria mais cedo ou mais tarde, Boécio, outro cônsul e filósofo romano, passava o tempo escrevendo aquele que se tornaria um dos clássicos fundamentais da literatura medieval: *A Consolação da Filosofia*.

Boécio havia tentado defender um colega político de acusações de traição e acabou sendo associado ao traidor; mais tarde, ele seria torturado até a morte por seu suposto crime. Antes disso, enquanto na prisão no ano 523 d.C., o filósofo produziu um dos principais textos intelectuais da Era Cristã em *A Consolação*. Enfrentando uma compreensível depressão, Boécio escreveu sobre tentar conciliar a onisciência de Deus com a ideia da liberdade de vontade: "Se da eternidade Ele sabe de antemão não só o que os homens farão, mas também conhece seus planos e propósitos, não pode haver liberdade de vontade."[12]

Pode-se transpor o Deus desse argumento para a noção mais contemporânea de um cientista que tenha acesso a dados ilimitados e capacidade de medição e que esteja tentando prever o que acontecerá a um sistema específico (que poderia ser o universo como um todo). Em vez disso, suponhamos que se tratem das previsões de um homem, Boécio, em sua cela. Boécio ser ou não previsível é na verdade algo mais incerto do que parece inicialmente, apesar da suposta onisciência. Primeiro, como já discutimos, se houver ruído verdadeiro na base da física, ele poderia "chegar à superfície", tornando impossível prever as ocorrências futuras únicas a partir do estado atual. No entanto, mesmo em tal caso, Deus (ou o cientista onisciente) poderia oferecer um conjunto de distribuições de probabilidade que descreveria adequadamente o futuro de Boécio. Mas deixemos tal complicação de lado, já que acaba sendo irrelevante, e suponhamos brevemente os mais determinísticos dos universos, ou seja, aqueles com somente um futuro possível.

Para explicar como o argumento da previsão cai por terra mesmo em um universo determinístico, deve-se fazer breve desvio e olhar para o que acontecia nos anos 1980 durante os inebriantes dias de estabelecimento do estudo científico da complexidade e, com ele, a teoria do caos — e junto a tudo isso, a própria noção de previsão. A ciência descobriu que não há atalhos para prever certos sistemas — mesmo se eles forem resultado de leis determinísticas simples em si mesmas.

Essa descoberta é mais facilmente discutida em termos de programas de computador, nos quais é chamada de "irredutibilidade computacional". Isso significa que, para programas que ultrapassem certo grau de complexidade, não há programa menor que possa ser usado para prever os resultados: a única coisa que se pode fazer é executar o programa e observar o que acontece. Na obra *A New Kind of Science*, de Stephen Wolfram, ele define a mudança em como a ciência encara a previsão por causa da irredutibilidade computacional assim:

> Na ciência tradicional, sempre se supôs que caso se consiga encontrar regras subjacentes definidas para um sistema, isso significa que, no fim das contas, sempre haverá modo relativamente fácil de prever como o sistema se comportará... Mas agora a irredutibilidade computacional conduz a um problema muito mais fundamental com a previsão, já que implica que, mesmo a princípio, se tenha toda a informação necessária para descobrir como dado sistema específico se comportará, ainda pode ser necessária uma quantidade irredutível de trabalho computacional para de fato conseguir isso. Realmente, sempre que existe a irredutibilidade computacional em um sistema, isso significa que, na prática, não pode haver modo de prever como o sistema se comportará, a não ser que sejam executadas quase tantas etapas de computação quanto a evolução do próprio sistema... Assim, isso significa que não se pode esperar que os sistemas usados para fazer previsões façam cálculos mais sofisticados do que os que ocorrem em todos os tipos de sistemas cujo comportamento se possa tentar prever. A partir disso, segue-se que, para muitos sistemas, nenhuma previsão sistemática pode ser feita, de modo que não há maneira geral de usar atalhos em seu processo evolutivo, e como resultado, seu comportamento deve ser considerado computacionalmente irredutível.[13]

O próprio Wolfram acha que isso se relaciona com o livre-arbítrio, embora ele recue no último instante e prefira classificar a irredutibilidade computacional como mera condição suficiente para que nossa *percepção* dos outros possa ter livre-arbítrio. Todavia, creio que ela oferece muito mais do que isso, ao menos se combinada à emergência causal.

Pensemos nisso. Se um sistema em questão (como um ser humano em uma cela) for de fato computacionalmente irredutível, então Deus (ou um cientista onisciente, caso se queira) se encontra em situação complicada. Eles podem prever o que acontecerá, mas somente ao simularem o sistema de forma tão detalhada que pareça idêntica, de uma perspectiva funcional, à original. Digamos que Boécio coce o nariz. Deus poderia prever isso ao recriar Boécio e a cela até o mais preciso nível atômico, e em seguida deixar que Boécio II realize sua ação (no caso, coçar o nariz), para então retornar ao Boécio original e exclamar (de modo privado para não influenciar os acontecimentos): "Ah! Você vai coçar o nariz daqui a cinco segundos, e parece que você é, no fim das contas, simplesmente um autômato!" De maneira importante, isso parece bem diferente da previsão padrão de Boécio. Primeiro, o sistema de Boécio parece ser previsível, de forma eficaz, apenas mediante certo tipo de viagem no tempo. Isso significa que, de certo jeito, Boécio II precisa ser "mais rápido" do que Boécio I; ou seja, se pensarmos em cada um deles como um programa de computador, a Máquina de Turing que executa Boécio II deve ser mais veloz do que a que executa Boécio I. Isso já parece bem problemático (talvez não se possa executar a física mais rápido do que ela opera). É meio como dizer "Posso prever o que você fará, mas só se eu puder viajar no tempo. Caso contrário, jamais poderei, por mais recursos que tenha a meu dispor, de fato prever o que você fará." Assim, os que são contra o livre-arbítrio são forçados a relegar a palavra "previsão" ao significado de mera observação somada a uma viagem no tempo, o que certamente parece uma ameaça bem mais amena ao livre-arbítrio. Incrivelmente, isso é sobretudo o argumento de Boécio a favor do livre-arbítrio, expresso há 1500 anos, quando ele salientou que para Deus não existe diferença de tempo entre futuro e presente — todos os acontecimentos são simultâneos — de fato negando que Deus pudesse viajar no tempo, já que todas as linhas temporais são como o presente para Ele, o que significa que jamais pode estar em um só tempo ou alternar entre eles para fazer comparações!

Mas tudo fica ainda pior para os detratores do livre-arbítrio, de maneira nunca prevista por Boécio. Parece que o seu clone, Boécio II, ainda possui livre-arbítrio. Para prever suas ações, Deus precisaria de um Boécio III. Em outras palavras, Deus aparentemente está preso em um ciclo infinito no qual constantemente prevê o comportamento humano às custas de fazer humanos que Ele só pode observar, não prever, e então, após observá-los, viaja no tempo no intuito de fazer uso das informações adquiridas para "prever" as ações da versão original. Trata-se de uma definição completamente esvaziada de "previsão". O que quer que esteja se passando, não parece previsão de forma alguma;

em vez disso, parece que o livre-arbítrio é uma qualidade irredutível da qual não podemos nos livrar, mas somente transferir a algum novo clone em tempo de execução mais rápido.

A minissérie de TV *Devs*, escrita e dirigida por Alexander Garland, ilustra bem esse ponto. O "MacGuffin"* da série é um computador quântico capaz de simular, nos mínimos detalhes, toda a realidade. Isso convence os personagens de que eles não têm livre-arbítrio, especialmente por usarem a máquina para moldarem a si mesmos. Em uma cena, um grupo de personagens assiste em uma tela ao mesmo grupo, com todos agora perfeitamente moldados, exceto por estarem levemente adiantados no tempo. O resultado são momentos de horror em que se exige aos gritos que a tela seja desligada, já que os atores nela estão temporalmente à frente e gritam o mesmo, com reação idêntica, o que os leva à terrível conclusão de serem meros imitadores seguindo inexoravelmente ao longo de trilhos de trem invisíveis.

Como tal máquina funcionaria? Se víssemos o que iríamos fazer, não faríamos algo diferente? Os detratores do livre-arbítrio diriam que o futuro que estaríamos "seguindo" ficaria por sua vez sendo exposto a um futuro ainda mais à frente, fazendo com que nós, e portanto nossas reações, devessem necessariamente ser os mesmos, já que no futuro estaríamos vendo exatamente o que vemos no presente (alguém à frente de nós, que por sua vez são os imitadores horrorizados). Essa não é uma impossibilidade óbvia? Isso significaria que a máquina simularia a si mesma, pois em sua versão prevista do futuro deve haver outra versão, e assim por diante, *ad infinitum*, em espirais infinitas de cálculos inacreditavelmente exigentes, como as de Escher**.

---

* Objeto, lugar ou pessoa que motiva os personagens. [N. do T.]

** Maurits Cornelis Escher, artista gráfico holandês famoso por representar construções impossíveis em suas obras. [N. do T.]

A Interminável Discussão sobre o Fatalismo

Agora que foram rejeitadas como refutação do livre-arbítrio, usar argumentos contra o livre-arbítrio sem qualquer referência à previsão ou à causalidade acaba sendo de fato bem difícil. Uma possibilidade é nos apoiarmos no argumento de que nossas ações estão predestinadas por meio de algum tipo de dependência lógica que não necessariamente tenha de se apoiar na previsão ou na causalidade (embora seja fácil cair nessa linguagem, sendo preciso estarmos atentos a isso).

Essa forma de "argumento do destino" remete à obra *Da Interpretação,* de Aristóteles. No entanto, o exemplo mais claro de fatalismo lógico relacionado ao livre-arbítrio foi dado em um famoso artigo filosófico escrito por Richard Taylor.[14] Ele defendeu que dado conjunto de suposições lógicas razoáveis, como a que diz que as proposições são ou verdadeiras ou falsas, implicava a impossibilidade de livre-arbítrio.

Porém foi salientado que muitas dessas suposições são bastante discutíveis.[15] Se supuséssemos um mundo incerto (que provavelmente estaria implícito se a incompletude científica fosse verdadeira, ou se houvesse indeterminismo irredutível na física em algum lugar etc.), seria absurdo dizer que as previsões sobre os estados futuros das coisas, como os das batalhas marítimas, já são verdadeiras ou falsas no momento em que são feitas, e logicamente provocam o desfecho. Nesse mundo incerto, nem todos os valores lógicos da verdade (como as previsões de acontecimentos futuros) são definidos no momento em que são declarados (de fato, o próprio Taylor defendia a rejeição de tal suposição).

Também é válido observar que se a implicação lógica do futuro a partir do passado não for verdadeira, isso parece algo igualmente problemático. Se nosso comportamento não estivesse implícito em nossos estados cerebrais, tal ponto seria profundamente preocupante — parece que queremos que a causa do nosso zelo por nossos filhos seja o amor que sentimos por eles, ou que nosso afastamento de um amigo ocorra realmente devido à raiva causada por suas ações, e não por causa de uma aleatoriedade incontrolável. Portanto, já devemos ser céticos quanto ao fatalismo lógico ser um ataque bem elaborado ao livre-arbítrio, dado que seu oposto, um universo onde o futuro não dependa do passado (nem mesmo aleatoriamente, pois não há distribuição de probabilidade oriunda dele), parece pouco atraente.

Embora nenhuma descoberta científica possa impactar nossa maneira de interpretar a lógica, a interpretação em si também é discutível. Isso foi salientado por fonte improvável: o escritor David Foster Wallace. Em seu trabalho de conclusão de curso na Amherst College, Wallace demonstrou que o argumento do fatalismo se baseia em mera confusão semântica entre diferentes tipos de possibilidades.[16]

Como o fatalismo lógico é o argumento mais filosófico e abstrato contra o livre-arbítrio, é o mais discutível. Sendo tão complexo e distante da ciência, imagino que gere uma discussão interminável. Em algum ponto, deve-se sair da sala cheia de filósofos sentados nas poltronas.

O que É Ser Livre?

Deixando de lado o caso do fatalismo lógico, as outras condições das quais oferecemos visão geral nos permitem esboçar como seria uma definição científica de livre-arbítrio. Possuir livre-arbítrio significa ser um agente causalmente emergente em nível relevante de descrição, para quem estados internos recentes são mais relevantes causalmente do que estados passados distantes, e que é de modo computacional irredutível. Não se pode saber ao certo, mas, em minha opinião, é bem provável que o cérebro humano atenda a tais condições, em especial se de fato vivêssemos em um mundo fundamentalmente incerto. Apesar de a conclusão da incompletude científica ser especulativa, implicaria realmente vivermos em tal mundo de incertezas.

É notável que muitos pensadores apontaram a incerteza como de certa forma essencial para o livre-arbítrio, embora número igual de pensadores tenha respondido destacando que a incerteza em si não necessita do livre-arbítrio. É verdade que a incerteza sozinha não faz nada para estabelecer o livre-arbítrio, mas como vimos, ela de fato possibilita as *condições* para um conjunto de propriedades, como ser causalmente emergente e computacionalmente irredutível que, quando juntas, parecem satisfazer tal definição intuitiva de livre-arbítrio.

A ciência não é sempre um ácido universal. Às vezes, ela apoia nossas ideias mais celebradas ao invés de demoli-las. Ela nos acolhe ao invés de nos lançar ao chão. Chamemos isso de consolação da ciência. Podemos ser macacos sem pelo, mas somos conscientes, o que é algo especial e único, como atestado pelos paradoxos ao redor de tal fato. Estudar a consciência cientificamente requer explorar a zona híbrida onde o qualitativo encontra o quantitativo, um ecossistema metafísico único. É possível que tal zona nunca seja elucidada satisfatoriamente como outras áreas da ciência foram, e que ela, e portanto nós, continuaremos paradoxais e misteriosos como uma trincheira no fundo do mar.

A visão científica do mundo, ainda que necessariamente incompleta, não é por completo redutiva. Uma compreensão mais profunda de causalidade, previsão e cálculo não só refuta a redução universal, mas nos dá uma noção de emergência e, com ela, um conceito de livre-arbítrio que realmente vale a pena possuir.

Talvez caiba, em um livro sobre a mistura das perspectivas extrínseca e intrínseca, o fato de o autor não conseguir esconder sua própria subjetividade. Ele deve aparecer e confessar. Considero a liberdade resultante disso estonteante e inebriante. Trata-se, de certa forma, de um sonho histórico há muito buscado: uma liberdade plena que não se afasta da visão científica de mundo, mas se baseia firmemente em suas descobertas. Por muito tempo, escritores, políticos, poetas, santos, místicos e pensadores de todos os tipos e credos se perguntaram se a culpa era das estrelas. Pode-se ouvir seu anseio por liberdade no poema "Ode à Liberdade!", de Percy Shelley, e também no canto do pássaro enjaulado de Maya Angelou; pode-se ouvir esse anseio no grito de Moisés quando ele clama pela libertação de seu povo aos faraós. O anseio pode ser ouvido não só nas grandes revoluções e declarações da história, mas no silêncio da vida comum do cotidiano, nas massas de humanidade que são tão reais e cheias de introspecção e curiosidade quanto os nomes famosos com os quais estamos familiarizados. Pode-se ouvir o anseio nos pequenos atos de indivíduos privados; também quando eles decidem entre marcas de cereal no supermercado, ao pegarem determinado livro em uma prateleira; ouve-se o anseio em quem escolhem para cônjuge, e também em como decidem tratar seus filhos. O anseio pode ser ouvido quando William James fecha seu diário e decide sair do quarto para caminhar à luz da manhã.

Agradecimentos

O maior "obrigado" de todos, aquele realmente impossível de tão grande, vai para a minha esposa, que me acompanhou nesta jornada do início ao fim. Agradeço também aos primeiros leitores, que deram feedback sobre partes do manuscrito, especialmente a Anil Seth, Hedda Hassel Mørch, Brennan Klein e Thomas Varley. Ademais, agradecimentos especiais a Alex Criddle pela ajuda com a pesquisa do Capítulo 2, assim como a Liberty Severs, que auxiliou com a pesquisa do Capítulo 4. Agradeço também à minha agente, Susan Golomb, que, de todos os projetos que eu vinha considerando, me incentivou a trabalhar neste livro especificamente, da mesma forma a Ben Loehnen, meu editor na Simon & Schuster, que pacientemente ajudou o livro a se tornar tudo o que poderia ser.

Notas

CAPÍTULO 1: AS DUAS PERSPECTIVAS DA HUMANIDADE SOBRE O MUNDO

1. David Chalmers, *The Conscious Mind: In Search of a Fundamental Theory* (Oxford: Oxford University Press, 1997).
2. Christof Koch, *Consciousness: Confessions of a Romantic Reductionist* (Cambridge, MA: MIT Press, 2012).
3. Masafumi Oizumi, Larissa Albantakis e Giulio Tononi, "From the Phenomenology to the Mechanisms of Consciousness: Integrated Information Theory 3.0", *PLoS Computational Biology* 10, no. 5 (2014): e1003588.

CAPÍTULO 2: O DESENVOLVIMENTO DA PERSPECTIVA INTRÍNSECA

1. Julian Jaynes, *The Origin of Consciousness in the Breakdown of the Bicameral Mind* (Boston: Houghton Mifflin Harcourt, 1976), 69.
2. Weichen Song et al., "A Selection Pressure Landscape for 870 Human Polygenic Traits", *Nature Human Behaviour* 5, no. 12 (2021): 1731–1743.
3. Ned Block, "Review of Julian Jaynes, Origin of Consciousness in the Breakdown of the Bicameral Mind", *Boston Globe*, 6 de março de 1977. Disponível em: https://philpapers.org/archive/BLOROJ-2.pdf.
4. Bill Rowe, "Retrospective: Julian Jaynes and the Origin of Consciousness in the Breakdown of the Bicameral Mind", *American Journal of Psychology* 125, no. 3 (2012): 369–381.
5. Scott Alexander, "Book Review: The Origin of Consciousness in the Breakdown of the Bicameral Mind", *Slate Star Codex*, 1 de junho de 2020. Disponível em: https://slatestarcodex.com/2020/06/01/book-review-origin-of-consciousness-in-the-breakdown-of-the-bicameral-mind/.
6. James W. Moore, "'They Were Noble Automatons Who Knew Not What They Did': Volition in Jaynes' The Origin of Consciousness in the Breakdown of the Bicameral Mind", *Frontiers in Psychology* 12 (2021).

7. Heinz Wimmer e Josef Perner, "Beliefs About Beliefs: Representation and Constraining Function of Wrong Beliefs in Young Children's Understanding of Deception", *Cognition* 13, no. 1 (1983): 103–128.
8. Rowe, "Retrospective: Julian Jaynes."
9. Bruno Snell, *The Discovery of the Mind*, trans. Thomas G. Rosenmeyer (Cambridge, MA: Harvard University Press, 1953).
10. Thomas Nagel, *The View from Nowhere* (Oxford: Oxford University Press, 1989).
11. A. Erman, *The Literature of the Ancient Egyptians: Poems, Narratives, and Manuals of Instruction from the Third and Second Millenia B.C.* (Nova York: Benjamin Blom, Inc., 1927), 109.
12. G. Robins, *Proportion and Style in Ancient Egyptian Art* (Austin: University of Texas Press, 1994).
13. G. Richter, *Art and Human Consciousness* (Hudson, NY: Steiner Books, 1985), 126.
14. W. Simpson, W. (ed.), *The Literature of Ancient Egypt* (New Haven, CT: Yale University Press, 2003), 179.
15. M. Lichtheim (ed.), *Ancient Egyptian Literature, Volume I: The Old and Middle Kingdoms* (Berkeley: University of California Press, 1973), 92.
16. Ibid., 17.
17. Ibid., 18–27.
18. R. I. M. Dunbar, *Grooming, Gossip, and the Evolution of Language* (Cambridge, MA: Harvard University Press, 1998).
19. N. Block, "On a Confusion About a Function of Consciousness", *Behavioral and Brain Sciences* 18, no. 2 (1995): 227–247.
20. A. Erman, *Life in Ancient Egypt* (London, 1894), 389.
21. M. Lichtheim (ed.), *Ancient Egyptian Literature, Volume II: The New Kingdom* (Berkeley: University of California Press, 2006), 192.
22. Jaynes, *Origin of Consciousness*, 72.
23. Ibid., 272.
24. G. Lessing, *Laocoon: An Essay on the Limits of Painting and Poetry* (1766), xv.
25. F. Yates, *The Art of Memory* (Londres: Routledge e Kegan Paul, 1966), 1–3.
26. J. Foer, *Moonwalking with Einstein: The Art and Science of Remembering Everything* (Nova York: Penguin, 2012).
27. Snell, *Discovery of the Mind*, 125.
28. Ibid., 250.
29. Cicero, in *The Letters of Cicero: The Whole Extant Correspondence in Chronological Order, in Four Volumes*, tradução de Evelyn Shirley Shuckburgh (Londres: Bell and Sons, 1908), 207.
30. Yates, *The Art of Memory*, 4.
31. J. Atkins, "Euripides's Orestes and the Concept of Conscience in Greek Philosophy", *Journal of the History of Ideas* 75, no. 1 (2014): 1–22.

32. C. Valerius Catullus, "Poem 85", *Carmina*, tradução de Leonard C. Smithers (Perseus Project).
33. O. Brockett e F. Hildy, *History of Theater* (Boston: Pearson Education Limited, 2014).
34. C. Wickham, *The Inheritance of Rome: Illuminating the Dark Ages 400–1000* (Nova York: Penguin Books, 2010).
35. B. Ward-Perkins, *The Fall of Rome and the End of Civilisation* (Oxford: Oxford University Press, 2006), 164.
36. Kristina Milnor, *Graffiti and the Literary Landscape in Roman Pompeii* (Oxford: Oxford University Press, 2014).
37. Lockett, "Embodiment, Metaphor, and the Mind in Old English Narrative", em *The Emergence of Mind: Representations of Consciousness in Narrative Discourse in English*, ed. D. Herman (Lincoln: University of Nebraska Press, 2011).
38. J. Sedivy, "Why Doesn't Ancient Fiction Talk About Feelings?", *Nautilus* 47 (2017).
39. E. Gardiner, *Visions of Heaven and Hell Before Dante* (Nova York: Italica Press, 1989), 57–65.
40. L. Zunshine, *Why We Read Fiction: Theory of Mind and the Novel* (Columbus: Ohio State University Press, 2006).
41. M. Cervantes, *Don Quixote*, tradução de John Ormsby (Londres: Smith, Elder, 1885), 1–33.
42. George Eliot, *Middlemarch*, em D. Herman (ed.), *The Emergence of Mind: Representations of Consciousness in Narrative Discourse in English* (Lincoln: University of Nebraska Press, 2011), 26.
43. I. Watt, *The Rise of the Novel* (Berkeley: University of California Press, 2001).
44. V. Woolf, "Modern Fiction", em *The Common Reader* (Nova York: Harcourt, Brace & Company, 1925), 150–158.
45. Zunshine, *Why We Read Fiction*.
46. D. Cohn, *Transparent Minds: Narrative Modes for Presenting Consciousness in Fiction* (Princeton, NJ: Princeton University Press, 1978).
47. A. Palmer, *Social Minds in the Novel* (Columbus: Ohio State University Press, 2010).
48. T. Wolfe, *Hooking Up* (Nova York: Macmillan, 2000), 169.
49. E. P. Hoel, "Fiction in the Age of Screens", *New Atlantis* (2016), 93–109.
50. X. Chen et al., "The Role of Personality and Subjective Exposure Experiences in Posttraumatic Stress Disorder and Depression Symptoms Among Children Following Wenchuan Earthquake", *Scientific Reports* 7, no. 1 (2017): 1–9.
51. A. Russell (ed.), "Autographs and Signatures", em *The Guinness Book of Records 1987* (Stamford, CT: Guinness Books, 1986).
52. F. Petrie, *Egyptian Tales, Volume 1: Translated from the Papyri* (Londres: Methuen & Co., 1899), 81–92.

53. Homer, *The Odyssey with an English Translation by A. T. Murray, Ph.D.* (Cambridge, MA: Harvard University Press, 1919), 250–258.
54. J. Joyce, *Ulysses* (Ware, UK: Wordsworth Editions, 2010), 283.

CAPÍTULO 3: O DESENVOLVIMENTO DA PERSPECTIVA EXTRÍNSECA

1. Henri Poincaré, *Science and Hypothesis* (Nova York: The Science Press, 1905).
2. Arthur Miller, "Henri Poincaré: The Unlikely Link Between Einstein and Picasso", *Guardian*, 17 de julho de 2012. Disponível em: https://www.theguardian.com/science/blog/2012/jul/17/henri-poincare-einstein-picasso.
3. Rajarshi Ghosh, "Book Review: Einstein, Picasso: Space, Time and the Beauty That Causes Havoc", *Einstein Quarterly Journal of Biology and Medicine* 19 (2002): 45–46.
4. David C. Lindberg, *The Beginnings of Western Science: The European Scientific Tradition in Philosophical, Religious, and Institutional Context, Prehistory to AD 1450* (Chicago: University of Chicago Press, 2007).
5. Will Durant, *Our Oriental Heritage: The Story of Civilization, Volume I* (Nova York: Simon & Schuster, 1954), 179.
6. Lindberg, *The Beginnings of Western Science.*
7. Bertrand Russell, *History of Western Philosophy* (Nova York: Simon & Schuster, 2007).
8. Peter Dear, *Revolutionizing the Sciences: European Knowledge and Its Ambitions, 1500–1700* (Princeton, NJ: Princeton University Press, 2001).
9. Sylvia Berryman, "Democritus", em *The Stanford Encyclopedia of Philosophy*, 2 de dezembro de 2016. Disponível em: https://plato.stanford.edu/archives/win2016/entries/democritus/.
10. Dear, *Revolutionizing the Sciences.*
11. M. de Voltaire, *The Works of Voltaire, Vol. XII (Age of Louis XIV)* (Nova York: E. R. DuMont, 1751). Disponível em: https://oll.libertyfund.org/title/fleming-the-works-of-voltaire-vol-xii-age-of-louis-xiv.
12. Joel Mokyr, *A Culture of Growth: The Origins of the Modern Economy* (Princeton, NJ: Princeton University Press, 2016).
13. Dena Goodman, "Enlightenment Salons: The Convergence of Female and Philosophic Ambitions", *Eighteenth-Century Studies* 22, no. 3 (1989): 329–50. Disponível em: https://doi.org/10.2307/2738891.
14. David Graeber e David Wengrow, *The Dawn of Everything: A New History of Humanity* (Londres: Penguin UK, 2021).
15. Sean Carroll, "Beyond Falsifiability: Normal Science in a Multiverse", em *Why Trust a Theory? Epistemology of Fundamental Physics*, ed. Radin Dardashti, Richard Dawid e Karim Thébault (Cambridge, UK: Cambridge University Press, 2019), 300–314.

16. Galileo Galilei, "The Assayer", em *Discoveries and Opinions of Galileo*, tradução de Stillman Drake (Nova York: Doubleday & Co., 1957), 237–238. Disponível em: https://www.princeton.edu/~hos/h291/assayer.htm.

17. Philip Goff, *Galileo's Error: Foundations for a New Science of Consciousness* (Nova York: Pantheon Books, 2019).

18. B. L. Keeley, "The Early History of the Quale and Its Relation to the Senses", em *The Routledge Companion to Philosophy of Psychology* (Londres: Routledge, 2019), 71–89.

19. David Chalmers, *The Conscious Mind: In Search of a Theory of Conscious Experience* (Oxford: Oxford University Press, 1996).

20. Goff, *Galileo's Error*, 21.

CAPÍTULO 4: A NEUROCIÊNCIA PRECISA DE UMA REVOLUÇÃO

1. John Mark Taylor, "Mirror Neurons After a Quarter Century: New Light, New Cracks", *Harvard University* blog, 25 de julho de 2016. Disponível em: https://sitn.hms.harvard.edu/flash/2016/mirror-neurons-quarter-century-new-light-new-cracks/.

2. G. di Pellegrino et al., "Understanding Motor Events: A Neurophysiological Study", *Experimental Brain Research* 91, no. 1 (1992): 176–180.

3. Vilayanur Ramachandran, "Mirror Neurons and Imitation Learning as the Driving Force Behind the Great Leap Forward in Human Evolution", *Edge*, 31 de maio de 2000. Disponível em: https://www.edge.org/conversation/vilayanur_ramachandran-mirror-neurons-and-imitation-learning-as-the-driving-force.

4. Vittorio Caggiano et al., "View-Based Encoding of Actions in Mirror Neurons of Area F5 in Macaque Premotor Cortex", *Current Biology* 21, no. 2 (2011): 144–148.

5. Vittorio Caggiano et al., "Mirror Neurons Encode the Subjective Value of an Observed Action", *Proceedings of the National Academy of Sciences* 109, no. 29 (2012): 11848–11853.

6. James M. Kilner e Roger N. Lemon, "What We Know Currently About Mirror Neurons", *Current Biology* 23 (2013): R1057–R1062.

7. Lindsay M. Oberman, Jaime A. Pineda e Vilayanur S. Ramachandran, "The Human Mirror Neuron System: A Link Between Action Observation and Social Skills", *Social Cognitive and Affective Neuroscience* 2, no. 1 (2007): 62–66.

8. Suresh D. Muthukumaraswamy e Blake W. Johnson, "Primary Motor Cortex Activation During Action Observation Revealed by Wavelet Analysis of the EEG", *Clinical Neurophysiology* 115, no. 8 (2004): 1760–1766.

9. Riccardo Viaro et al., "Neurons of Rat Motor Cortex Become Active During Both Grasping Execution and Grasping Observation", *Current Biology* 31, no. 19 (2021): 4405–4412.

10. Maria Carrillo et al., "Emotional Mirror Neurons in the Rat's Anterior Cingulate Cortex", *Current Biology* 29, no. 8 (2019): 1301–1312.

11. Richard Mooney, "Auditory-Vocal Mirroring in Songbirds", *Philosophical Transactions of the Royal Society B: Biological Sciences* 369, no. 1644 (2014): 20130179.
12. Lindsay M. Oberman e Vilayanur S. Ramachandran, "The Simulating Social Mind: The Role of the Mirror Neuron System and Simulation in the Social and Communicative Deficits of Autism Spectrum Disorders", *Psychological Bulletin* 133, no. 2 (2007): 310.
13. Antonia F. de C. Hamilton, "Reflecting on the Mirror Neuron System in Autism: A Systematic Review of Current Theories", *Developmental Cognitive Neuroscience* 3 (2013): 91–105.
14. Ilan Dinstein et al., "Normal Movement Selectivity in Autism", *Neuron* 66, no. 3 (2010): 461–469.
15. Gregory Hickok, *The Myth of Mirror Neurons: The Real Neuroscience of Communication and Cognition* (Nova York: W. W. Norton & Company, 2014).
16. Richard Cook e Geoffrey Bird, "Do Mirror Neurons Really Mirror and Do They Really Code for Action Goals?", *Cortex* 49, no. 10 (2013): 2944–2945.
17. Joanna Moncrieff et al., "The Serotonin Theory of Depression: A Systematic Umbrella Review of the Evidence", *Molecular Psychiatry* (2022): 1–14.
18. Daniel Cressey, "Psychopharmacology in Crisis", *Nature*, 14 de junho de 2011. Disponível em: https://doi.org/10.1038/news.2011.367.
19. Ned Pagliarulo, "Pfizer Pulls Back from Neuroscience, Ending Research", *BioPharma Dive*. Disponível em: https://www.biopharmadive.com/news/pfizer-ends-neuroscience-alzheimers-research-cuts-300-jobs/514210/.
20. Andrew Dunn, "Amgen Exits Neuroscience R&D as Pharma Pulls Back from the Field", *BioPharma Dive*, 30 de outubro de 2019. Disponível em: https://www.biopharmadive.com/news/amgen-exits-neuroscience-rd-as-pharma-pulls-back-from-field/566157/.
21. Jacob Bell, "Big Pharma Backed Away from Brain Drugs. Is a Return in Sight?", *BioPharma Dive*, 29 de janeiro de 2020. Disponível em: https://www.biopharmadive.com/news/pharma-neuroscience-retreat-return-brain-drugs/570250/.
22. Klaus-Peter Lesch et al., "Association of Anxiety-Related Traits with a Polymorphism in the Serotonin Transporter Gene Regulatory Region", *Science* 274, no. 5292 (1996): 1527–1531.
23. David Dobbs, "The Science of Success", *Atlantic*, dezembro de 2009. Disponível em: https://www.theatlantic.com/magazine/archive/2009/12/the-science-of-success/307761/.
24. Dave Davies, "Is Your Child an Orchid or a Dandelion? Unlocking the Science of Sensitive Kids", NPR, 4 de março de 2019. Disponível em: https://www.npr.org/sections/health-shots/2019/03/04/699979387/is-your-child-an-orchid-or-a-dandelion-unlocking-the-science-of-sensitive-kids?t=1647970124742.
25. Richard Border et al., "No Support for Historical Candidate Gene or Candidate Gene-By-Interaction Hypotheses for Major Depression Across Multiple Large Samples", *American Journal of Psychiatry* 176, no. 5 (2019): 376–387.

26. Scott Alexander, "5-HTTLPR: A Pointed Review", *Slate Star Codex*, 5 de maio de 2019. Disponível em: https://slatestarcodex.com/2019/05/07/5-httlpr-a-pointed-review/.
27. John P. A. Ioannidis, "Why Most Published Research Findings Are False", *PLOS Medicine* 2, no. 8 (2005): e124. Disponível em: https://doi.org/10.1371/journal.pmed.0020124.
28. C. Glenn Begley e Lee M. Ellis, "Raise Standards for Preclinical Cancer Research", *Nature* 483, no. 7391 (2012): 531–533.
29. Timothy M. Errington et al., "Investigating the Replicability of Preclinical Cancer Biology", *Elife* 10 (2021): e71601.
30. Open Science Collaboration, "Estimating the Reproducibility of Psychological Science", *Science* 349, no. 6251 (2015): aac4716.
31. Colin F. Camerer et al., "Evaluating the Replicability of Social Science Experiments in Nature and Science Between 2010 and 2015", *Nature Human Behaviour* 2, no. 9 (2018): 637–644.
32. Roy F. Baumeister, Ellen Bratslavsky, Mark Muraven e Dianne M. Tice, "Ego Depletion: Is the Active Self a Limited Resource?", em *Self-Regulation and Self-Control* (Londres: Routledge, 2018), 6–44.
33. Kathleen D. Vohs, Nicole L. Mead e Miranda R. Goode, "The Psychological Consequences of Money", *Science* 314, no. 5802 (2006): 1154–1156.
34. Philip G. Zimbardo, "The Mind Is a Formidable Jailer: A Pirandellian Prison", *New York Times*, 8 de abril de 1973. Disponível em: https://www.nytimes.com/1973/04/08/archives/a-pirandellian-prison-the-mind-is-a-formidable-jailer.html.
35. Thibault Le Texier, "Debunking the Stanford Prison Experiment", *American Psychologist* 74, no. 7 (2019): 823.
36. Doug Rohrer, Harold Pashler e Christine R. Harris, "Discrepant Data and Improbable Results: An Examination of Vohs, Mead, and Goode (2006)", *Basic and Applied Social Psychology* 41, no. 4 (2019): 263–271.
37. Miguel A. Vadillo, "Ego Depletion May Disappear by 2020", *Social Psychology* 50, no. 5–6 (2019): 282.
38. Justin Kruger e David Dunning, "Unskilled and Unaware of It: How Difficulties in Recognizing One's Own Incompetence Lead to Inflated Self-Assessments", *Journal of Personality and Social Psychology* 77, no. 6 (1999): 1121.
39. Edward Nuhfer et al., "How Random Noise and a Graphical Convention Subverted Behavioral Scientists' Explanations of Self-Assessment Data: Numeracy Underlies Better Alternatives", *Numeracy: Advancing Education in Quantitative Literacy* 10, no. 1 (2017).
40. Gilles E. Gignac e Marcin Zajenkowski, "The Dunning-Kruger Effect Is (Mostly) a Statistical Artefact: Valid Approaches to Testing the Hypothesis with Individual Differences Data", *Intelligence* 80 (2020): 101449.
41. Gang Chen, Paul A. Taylor e Robert W. Cox, "Is the Statistic Value All We Should Care About in Neuroimaging?", *Neuroimage* 147 (2017): 952–959.

42. Craig M. Bennett, Michael B. Miller e George L. Wolford, "Neural Correlates of Interspecies Perspective Taking in the Post-Mortem Atlantic Salmon: An Argument for Multiple Comparisons Correction", *Neuroimage* 47, Supplement 1 (2009): S125.
43. A. Tlaie et al., "Does the Brain Care About Averages? A Simple Test", *bioRxiv* (2022), 1.
44. Marc-Andre Schulz et al., "Performance Reserves in Brain-Imaging-Based Phenotype Prediction", *bioRxiv* (2022).
45. Scott Marek et al., "Reproducible Brain-Wide Association Studies Require Thousands of Individuals", *Nature* 603, no. 7902 (2022): 654–660.
46. Dan D. Stettler et al., "Axons and Synaptic Boutons Are Highly Dynamic in Adult Visual Cortex", *Neuron* 49, no. 6 (2006): 877–887.
47. Rodrigo Quian Quiroga, Itzhak Fried e Christof Koch, "Brain Cells for Grandmother", *Scientific American* 308, no. 2 (2013): 30–35.
48. Daniel Deitch, Alon Rubin e Yaniv Ziv, "Representational Drift in the Mouse Visual Cortex", *Current Biology* 31, no. 19 (2021): 4327–4339.
49. Kyle Aitken, Marina Garrett, Shawn Olsen e Stefan Mihalas, "The Geometry of Representational Drift in Natural and Artificial Neural Networks", *PLOS Computational Biology* 18, no. 11 (2022): e1010716.
50. Andrew Gelman e Eric Loken, "The Garden of Forking Paths: Why Multiple Comparisons Can Be a Problem, Even When There is No 'Fishing Expedition' or 'p-hacking' and the Research Hypothesis Was Posited Ahead of Time", *Department of Statistics, Columbia University* 348 (2013): 1–17.
51. Dorothy Bishop, "Rein in the Four Horsemen of Irreproducibility", *Nature* 568, no. 7753 (2019).
52. Eric Jonas e Konrad Paul Kording, "Could a Neuroscientist Understand a Microprocessor?", *PLoS Computational Biology*13, no. 1 (2017): e1005268.
53. Davide Castelvecchi, "Can We Open the Black Box of AI?", *Nature News* 538, no. 7623 (2016): 20.
54. Stephen Thornton, "Karl Popper", em *The Stanford Encyclopedia of Philosophy*, 12 de setembro de 2022. Disponível em: https://plato.stanford.edu/archives/win2022/entries/popper.
55. Thomas Kuhn, *The Structure of Scientific Revolutions* (Chicago: University of Chicago Press, 1962).
56. Imre Lakatos, "Falsification and the Methodology of Scientific Research Programs", em *Criticism and the Growth of Knowledge*, ed. Imre Lakatos e Alan Musgrave (Cambridge, UK: Cambridge University Press, 1970), 91–196.
57. Alan Musgrave e Charles Pigden, "Imre Lakatos", *The Stanford Encyclopedia of Philosophy*, 26 de abril de 2021. Disponível em: https://plato.stanford.edu/archives/sum2021/entries/lakatos.
58. Kuhn, *The Structure of Scientific Revolutions*, 67.

59. Christopher W. Tyler, "Peripheral Color Demo", *i-Perception* 6, no. 6 (2015): 2041669515613671.

60. Denis G. Pelli e Katharine A. Tillman, "The Uncrowded Window of Object Recognition", *Nature Neuroscience* 11, no. 10 (2008): 1129–1135.

61. Lisandro N. Kaunitz, Elise G. Rowe e Naotsugu Tsuchiya, "Large Capacity of Conscious Access for Incidental Memories in Natural Scenes", *Psychological Science* 27, no. 9 (2016): 1266–1277.

62. Catherine Tallon-Baudry, "The Topological Space of Subjective Experience", *Trends in Cognitive Sciences* 26, no. 12 (2022): 1068–1069.

63. Andrew Haun e Giulio Tononi, "Why Does Space Feel the Way It Does? Towards a Principled Account of Spatial Experience", *Entropy* 21, no. 12 (2019): 1160.

64. Giulio Tononi, "An Information Integration Theory of Consciousness", *BMC Neuroscience* 5, no. 1 (2004): 1–22.

65. Theodosius Dobzhansky, "Nothing in Biology Makes Sense Except in the Light of Evolution", *American Biology Teacher* 75, no. 2 (2013): 87–91.

CAPÍTULO 5: AS DUAS CASAS DA PESQUISA DA CONSCIÊNCIA

1. Francis Crick, *The Astonishing Hypothesis: The Scientific Search for the Soul* (Nova York: Charles Scribner's Sons, 1994).

2. Francis Crick e Christof Koch, "Towards a Neurobiological Theory of Consciousness", *Seminars in the Neurosciences* 2 (1990): 263–275.

3. Gerald M. Edelman, *Neural Darwinism: The Theory of Neuronal Group Selection* (Nova York: Basic Books, 1987).

4. Gerald M. Edelman, *The Remembered Present: A Biological Theory of Consciousness* (Nova York: Basic Books, 1989).

5. Francis Crick, "Neural Edelmanism", *Trends in Neurosciences* 12, no. 7 (1989): 240–248.

6. Naotsugu Tsuchiya, Melanie Wilke, Stefan Frässle e Victor F. Lamme, "No-Report Paradigms: Extracting the True Neural Correlates of Consciousness", *Trends in Cognitive Sciences* 19, no. 12 (2015): 757–770.

7. Hakwan C. Lau e Richard E. Passingham, "Relative Blindsight in Normal Observers and the Neural Correlate of Visual Consciousness", *Proceedings of the National Academy of Sciences* 103, no. 49 (2006): 18763–18768.

8. James D. Watson e Francis Crick, "Molecular Structure of Nucleic Acids: A Structure for Deoxyribose Nucleic Acid", *Nature* 171, no. 4356 (1953): 737–738.

9. Michael Wenzel et al., "Reduced Repertoire of Cortical Microstates and Neuronal Ensembles in Medically Induced Loss of Consciousness", *Cell Systems* 8, no. 5 (2019): 467–474.

10. Simone Sarasso et al., "Consciousness and Complexity: A Consilience of Evidence", *Neuroscience of Consciousness* 7, no. 2 (2021): 1–24.

11. Itay Yaron, Lucia Melloni, Michael Pitts e Liad Mudrik, "The ConTraSt Database for Analysing and Comparing Empirical Studies of Consciousness Theories", *Nature Human Behaviour* 6, no. 4 (2022): 593–604.
12. Anil K. Seth, "Darwin's Neuroscientist: Gerald M. Edelman, 1929– 2014", *Frontiers in Psychology* 5 (2014): 896.
13. David Hellerstein, "Plotting a Theory of the Brain", *New York Times*, 22 de maio de 1988. Disponível em: https://www.nytimes.com/1988/05/22/magazine/plotting-a-theory-of-the-brain.html.
14. Johannes Kleiner e Erik Hoel, "Falsification and Consciousness", *Neuroscience of Consciousness* 2021, no. 1 (2021): niab001.
15. Bernard J. Baars, *A Cognitive Theory of Consciousness* (Cambridge, RU: Cambridge University Press, 1989).
16. Stanislas Dehaene, Michel Kerszberg e Jean-Pierre Changeux, "A Neuronal Model of a Global Workspace in Effortful Cognitive Tasks", *Proceedings of the National Academy of Sciences* 95, no. 24 (1998): 14529–14534.
17. Lenore Blum e Manuel Blum, "A Theory of Consciousness from a Theoretical Computer Science Perspective: Insights from the Conscious Turing Machine", *Proceedings of the National Academy of Sciences* 119, no. 21 (2022): e2115934119.
18. Giulio Tononi, "An Information Integration Theory of Consciousness", *BMC Neuroscience* 5, no. 1 (2004): 1–22.
19. Carl Zimmer, "Sizing Up Consciousness by Its Bits", *New York Times*, 20 de setembro de 2010. Disponível em: https://www.nytimes.com/2010/09/21/science/21consciousness.html.
20. Adenauer G. Casali et al., "A Theoretically Based Index of Consciousness Independent of Sensory Processing and Behavior", *Science Translational Medicine* 5, no. 198 (2013): 198ra105–198ra105.
21. Evan S. Lutkenhoff et al., "Subcortical Atrophy Correlates with the Perturbational Complexity Index in Patients with Disorders of Consciousness", *Brain Stimulation* 13, no. 5 (2020): 1426–1435.
22. Catherine Duclos et al., "Brain Responses to Propofol in Advance of Recovery from Coma and Disorders of Consciousness: A Preliminary Study", *American Journal of Respiratory and Critical Care Medicine* 205, no. 2 (2022): 171–182.

CAPÍTULO 6: AS TEORIAS FENOMENOLÓGICAS DA CONSCIÊNCIA

1. Louisa S. Cook, *Geometrical Psychology, Or, The Science of Representation: An Abstract of the Theories and Diagrams of BW Betts* (George Redway, 1887). Disponível em: https://ia903404.us.archive.org/31/items/geometricalpsych00cook/geometricalpsych00cook.pdf.
2. Ibid., 9
3. Ibid., 12
4. Ibid., 92

5. Morton Hunt, *The Story of Psychology* (Nova York: Anchor, 2007), 147.
6. Edward Bradford Titchener, *Lectures on the Elementary Psychology of Feeling and Attention* (Londres: Macmillan, 1908).
7. Cook, *Geometrical Psychology*, 15
8. Ibid.
9. Tononi, "An Information Integration Theory of Consciousness".
10. Giulio Tononi e Gerald M. Edelman, "Consciousness and Complexity", *Science* 282, no. 5395 (1998): 1846–1851.
11. Giulio Tononi, "Consciousness as Integrated Information: A Provisional Manifesto", *Biological Bulletin* 215, no. 3 (2008): 216–242.
12. Erik Hoel, *The World Makers* (não publicado).
13. Max Tegmark, "Improved Measures of Integrated Information", *PLoS Computational Biology* 12, no. 11 (2016): e1005123.
14. Matteo Grasso, Larissa Albantakis, Jonathan P. Lang e Giulio Tononi, "Causal Reductionism and Causal Structures", *Nature Neuroscience* 24, no. 10 (2021): 1348–1355.
15. Sabine Hossenfelder, *Existential Physics: A Scientist's Guide to Life's Biggest Questions* (Nova York: Viking, 2022), 82.
16. William James, *The Principles of Psychology Volume I* (Nova York: Henry Holt, 1918), 160. Disponível em: https://mindsplain.com/w-content/uploads/2020/08/The-Principles-of-Psychology-I-by-William-James_.pdf.
17. Elizaveta Levina e Peter Bickel, "The Earth Mover's Distance Is the Mallows Distance: Some Insights from Statistics", *Proceedings Eighth IEEE International Conference on Computer Vision, ICCV 2001* 2 (2001): 251–256.
18. Cook, *Geometrical Psychology*, 16.
19. Daniel C. Dennett, *Consciousness Explained* (Boston: Back Bay Books, 1991).
20. Herman Melville, *Moby-Dick; Or, The Whale* (Nova York: Harper & Brothers, 1851), 369. Disponível em: https://en.wikisource.org/wiki/Moby-Dick_(1851)_US_edition.
21. Matt Visser, "Acoustic Black Holes: Horizons, Ergospheres and Hawking Radiation", *Classical and Quantum Gravity* 15, no. 6 (1998): 1767.
22. Melvyn A. Goodale e A. David Milner, "Separate Visual Pathways for Perception and Action", *Trends in Neurosciences* 15, no. 1 (1992): 20–25.
23. Tim Bayne, "On the Axiomatic Foundations of the Integrated Information Theory of Consciousness", *Neuroscience of Consciousness* 2018, no. 1 (2018): niy007, 2.
24. Larissa Albantakis, Leonardo Barbosa, Graham Findlay, Matteo Grasso, Andrew M. Haun, William Marshall, William GP Mayner et al., "Integrated information (IIT) 4.0: Formulating the properties of phenomenal existence in physical terms." arXiv preprint arXiv:2211.14787 (2022).
25. Sean Carroll, "Beyond Falsifiability: Normal Science in a Multiverse", em *Why Trust a Theory? Epistemology of Fundamental Physics*, ed. Radin Dardashti,

Richard Dawid e Karim Thébault (Cambridge, UK: Cambridge University Press, 2019), 300–314.

26. Bernard J. Baars, "Global Workspace Theory of Consciousness: Toward a Cognitive Neuroscience of Human Experience", *Progress in Brain Research* 150 (2005): 45–53.
27. Kleiner e Hoel, "Falsification and Consciousness".
28. Adrien Doerig, Aaron Schurger, Kathryn Hess e Michael H. Herzog, "The Unfolding Argument: Why IIT and other Causal Structure Theories Cannot Explain Consciousness", *Consciousness and Cognition* 72 (2019): 49–59.
29. Anton Maximilian Schäfer e Hans Georg Zimmermann, "Recurrent Neural Networks Are Universal Approximators", em *International Conference on Artificial Neural Networks* (Berlim: Springer, 2006), 632–640.
30. Kurt Hornik, Maxwell Stinchcombe e Halbert White, "Multilayer Feedforward Networks Are Universal Approximators", *Neural Networks* 2, no. 5 (1989): 359–366.
31. Jake R. Hanson e Sara I. Walker, "Integrated Information Theory and Isomorphic Feed-Forward Philosophical Zombies", *Entropy* 21, no. 11 (2019): 1073.
32. Johannes Kleiner, "Brain States Matter: A Reply to the Unfolding Argument", *Consciousness and Cognition* 85 (2020): 102981.
33. Kleiner and Hoel, "Falsification and Consciousness".
34. Alan Turing, "On Computable Numbers, with an Application to the Entscheidungsproblem: A Correction", *Proceedings of the London Mathematical Society* 2, no. 1 (1938): 544–546.
35. Stephen Wolfram, "Cellular Automata as Models of Complexity", *Nature* 311, no. 5985 (1984): 419–424.
36. Christof Koch, *The Feeling of Life Itself: Why Consciousness Is Widespread But Can't Be Computed* (Cambridge, MA: MIT Press, 2019).
37. Marcus Hutter, "A Gentle Introduction to the Universal Algorithmic Agent {AIXI}", em *Artificial General Intelligence*, ed. Ben Goertzel e Cassio Pennachin (Berlim: Springer, 2003).
38. George Musser, "Schrodinger's Zombie: Adam Brown at the 6th FQXi Meeting", *FQXi Blog*, 6 de setembro. Disponível em: https://fqxi.org/community/forum/topic/3345.
39. Larissa Albantakis, "Unfolding the Substitution Argument", *Conscious (ness) Realist*, 14 de setembro de 2020. Disponível em: https://www.consciousnessrealist.com/unfolding-argument-commentary.
40. Scott Aaronson, "Why I Am Not an Integrated Information Theorist (Or, the Unconscious Expander)", *Shtetl Optimized: The Blog of Scott Aaronson*. Disponível em: https://scottaaronson.blog/?p=1799.
41. Thomas Metzinger, *Being No One: The Self-Model Theory of Subjectivity* (Cambridge, MA: MIT Press, 2004).

42. Hakwan Lau e David Rosenthal, "Empirical Support for Higher-Order Theories of Conscious Awareness", *Trends in Cognitive Sciences* 15, no. 8 (2011): 365–373.
43. Michael S. A. Graziano e Taylor W. Webb, "The Attention Schema Theory: A Mechanistic Account of Subjective Awareness", *Frontiers in Psychology* (2015): 500.
44. Aaronson, "Why I Am Not an Integrated Information Theorist".
45. Matteo Grasso, Andrew M. Haun e Giulio Tononi. "Of Maps and Grids", *Neuroscience of Consciousness*, no. 2 (2021): niab022.
46. Baars, "Global Workspace Theory of Consciousness".
47. Graziano e Webb, "The Attention Schema Theory".
48. Dennett, *Consciousness Explained.*
49. Nitasha Tiku, "The Google Engineer Who Thinks the Company's AI Has Come to Life", *New York Times*, 11 de junho de 2022. Disponível em: https://www.washingtonpost.com/technology/2022/06/11/google-ai-lamda-blake-lemoine/.
50. Robert Miles, postagem no Twitter, 12 de junho de 2022. Disponível em: https://twitter.com/robertskmiles/status/1536039724162469889.
51. Rohit Krishnan, postagem no Twitter, 12 de junho de 2022. Disponível em: https://twitter.com/krishnanrohit/status/1536050803055656961.
52. Emily M. Bender, Timnit Gebru, Angelina McMillan-Major e Shmargaret Shmitchell, "On the Dangers of Stochastic Parrots: Can Language Models Be Too Big?", *Proceedings of the 2021 ACM Conference on Fairness, Accountability, and Transparency* (2021): 610– 623.
53. Tiku, "The Google Engineer Who Thinks the Company's AI Has Come to Life".
54. Blake Lemoine, postagem no Twitter, 13 de junho de 2022. Disponível em: https://twitter.com/cajundiscordian/status/1536503474308907010?lang=en.
55. Gilbert Ryle, *The Concept of Mind* (Chicago: University of Chicago Press, 1949).

CAPÍTULO 7: O CONTO DO DESCARTES ZUMBI

1. David Chalmers, *The Conscious Mind: In Search of a Theory of Conscious Experience* (Oxford: Oxford University Press, 1996).
2. Richard Dawkins, *The Selfish Gene* (Oxford: Oxford University Press, 1976).
3. Joseph Levine, "Materialism and Qualia: The Explanatory Gap", *Pacific Philosophical Quarterly* 64, no. 4 (1983): 354–361.
4. Frank Jackson, "What Mary Didn't Know", *Journal of Philosophy* 83, no. 5 (1986): 291–295.
5. Saul A. Kripke, "Naming and Necessity", em *Semantics of Natural Language* (Dordrecht, Holanda: Springer, 1972), 253–355.
6. Thomas Nagel, "What Is It Like to Be a Bat?" *Philosophical Review* 83, no. 4 (1974): 435–450.

7. Daniel C. Dennett, *Intuition Pumps and Other Tools for Thinking* (Nova York: W. W. Norton & Company, 2013).
8. David Chalmers, "Does Conceivability Entail Possibility?", *Conceivability and Possibility* 145 (2002): 200.
9. Ned Block e Robert Stalnaker, "Conceptual Analysis, Dualism, and the Explanatory Gap", *Philosophical Review* 108, no. 1 (1999): 1–46.
10. Eric Marcus, "Why Zombies Are Inconceivable", *Australasian Journal of Philosophy* 82, no. 3 (2004): 477–490.
11. David Chalmers, "The Two-Dimensional Argument Against Materialism", em *The Oxford Handbook of the Philosophy of Mind*, ed. B. McLaughlin (Oxford: Oxford University Press, 2006).
12. Todd C. Moody, "Conversations with Zombies", *Journal of Consciousness Studies* 1, no. 2 (1994): 196–200.
13. Robert Kirk, *Zombies and Consciousness* (Oxford: Clarendon Press, 2005).
14. Nigel J. T. Thomas, "Zombie Killer. Toward a Science of Consciousness", em *Toward a Science of Consciousness II: The Second Tucson Discussions and Debates*, ed. S. R. Hameroff, A. W. Kaszniak e A. C. Scott (Cambridge, MA: MIT Press, 1998), 171–177.
15. David Chalmers, "The Content and Epistemology of Phenomenal Belief", *Consciousness: New Philosophical Perspectives* 220 (2003): 271.
16. Katalin Balog, "Conceivability Arguments or the Revenge of the Zombies", *The Paideia Archive: Twentieth World Congress of Philosophy* 35 (1998): 34–45.
17. David Chalmers, "The Content and Epistemology of Phenomenal Belief".
18. René Descartes, "Meditations on First Philosophy", em *The Philosophical Works of Descartes*, tradução de Elizabeth S. Haldane (Cambridge, UK: Cambridge University Press, 1978).
19. René Descartes, "Discourse on the Method", Project Gutenberg eBook, tradução de John Veitch, 1995. Disponível em: https://www.gutenberg.org/files/59/59-h/59-h.htm.
20. Julietta Rose, "Is Chalmers's Zombie Argument Self-Refuting? And How", *Binghamton Journal of Philosophy* 1, no. 1 (2013): 105–132.

CAPÍTULO 8: A PRINCESA E O FILÓSOFO

1. Jonathan Bennett, "Correspondence Between René Descartes and Princess Elisabeth of Bohemia", 2009. Disponível em: https://www.earlymodern texts.com/assets/pdfs/descartes1643_1.pdf.
2. Ibid., 1.
3. Ibid., 2–4.
4. Ibid., 4.
5. Ibid., 7.

6. Ibid., 8.
7. Erik-Jan Bos, "Princess Elizabeth of Bohemia and Descartes' Letters (1650–1665)", *Historia Mathematica* 37, no. 3 (2010): 485–502.
8. Ibid., 9.

CAPÍTULO 9: A CONSCIÊNCIA E A INCOMPLETUDE CIENTÍFICA

1. Alan Turing, "Computing Machinery and Intelligence" *Mind* 49 (1950): 433–460. Disponível em: https://redirect.cs.umbc.edu/courses/471/papers/turing.pdf, 6.
2. Stephen Wolfram, "A Class of Models with the Potential to Represent Fundamental Physics", arXiv preprint 2004.08210 (2020).
3. Jolly Mathen, "On the Inherent Incompleteness of Scientific Theories", *Activitas Nervosa Superior* 53, no. 1 (2011): 44–100.
4. Thomas Nagel, *The View from Nowhere* (Oxford: Oxford University Press, 1989).
5. Thomas Breuer, "The Impossibility of Accurate State Self-Measurements", *Philosophy of Science* 62, no. 2 (1995): 197–214.
6. Karl Svozil, *Physical (A) Causality: Determinism, Randomness and Uncaused Events* (Cham: Springer Nature, 2018).
7. Lawrence M. Krauss, *A Universe from Nothing: Why There Is Something Rather Than Nothing* (Nova York: Simon & Schuster, 2012).
8. Jim Holt, *Why Does the World Exist? An Existential Detective Story* (Nova York: W. W. Norton & Company, 2012).
9. John Horgan, *The End of Science: Facing the Limits of Knowledge in the Twilight of the Scientific Age* (Nova York: Basic Books, 2015).
10. Stephen W. Hawking, *A Brief History of Time: From the Big Bang to Black Holes* (Nova York: Bantam Books, 1988).
11. Stephen Hawking, "Gödel and the End of Physics", 8 de março de 2002. Disponível em: http://yclept.ucdavis.edu/course/215c.S17/TEX/GodelAndEndOfPhysics.pdf.
12. John C. Sommerer e Edward Ott, "Intermingled Basins of Attraction: Uncomputability in a Simple Physical System", *Physics Letters* A214, no. 5–6 (1996): 243–251.
13. Jens Eisert, Markus P. Müller e Christian Gogolin, "Quantum Measurement Occurrence Is Undecidable", *Physical Review Letters* 108, no. 26 (2012): 260501.
14. Alex Churchill, Stella Biderman e Austin Herrick, "Magic: The Gathering Is Turing Complete", arXiv preprint1904.09828 (2019).
15. Toby Cubitt, David Perez-Garcia e Michael M. Wolf, "Undecidability of the Spectral Gap", *Nature* 528 (2015): 207–211.
16. Toby S. Cubitt, "A Note on the Second Spectral Gap Incompleteness Theorem", arXiv preprint 2105.09854 (2021), 8.
17. Douglas Hofstadter, *Gödel, Escher, Bach* (Nova York: Basic Books, 1979).

18. Douglas Hofstadter, *I Am a Strange Loop* (Nova York: Basic Books, 2007).
19. Roger Penrose, *The Emperor's New Mind* (Oxford: Oxford University Press, 1989).
20. David J. Chalmers, "Minds, Machines, and Mathematics", *Psyche* 2, no. 9 (1995): 117–118.
21. John R. Lucas, "Minds, Machines and Gödel", *Philosophy* 36, no. 137 (1961): 112–127.
22. Roger Penrose, *Shadows of the Mind: A Search for the Missing Science of Consciousness* (Oxford: Oxford University Press, 1994).
23. Paul Benacerraf, "God, the Devil, and Gödel", *Monist* 51, no. 1 (1967): 9–32.
24. Panu Raattkainen, "On the Philosophical Relevance of Godel's Incompleteness Theorems", *Revue Internationale de Philosophie* 4 (2005): 513–534.
25. Friedrich A. Hayek, *The Sensory Order: An Inquiry into the Foundations of Theoretical Psychology* (Chicago: University of Chicago Press, 1999), 194.
26. Ludwig Van den Hauwe, "Hayek, Gödel, and the Case for Methodological Dualism", *Journal of Economic Methodology* 18, no. 4 (2011): 387–407, 395.
27. Colin McGinn, *The Mysterious Flame: Conscious Minds in a Material World* (Nova York: Basic Books, 1999).
28. Colin McGinn, "Can We Solve the Mind-Body Problem?", *Mind* 98, no. 391 (1989): 349–366, 353.

CAPÍTULO 10: COMO A CIÊNCIA OBTEVE SUA ESCALA

1. Richard Klavans e Kevin W. Boyack, "Toward a Consensus Map of Science", *Journal of the American Society for Information Science and Technology* 60, no. 3 (2009): 455–476.
2. David H. Hubel e Torsten N. Wiesel, "Receptive Fields, Binocular Interaction and Functional Architecture in the Cat's Visual Cortex", *Journal of Physiology* 160, no. 1 (1962): 106.
3. Vernon B. Mountcastle, "The Columnar Organization of the Neocortex", *Brain: A Journal of Neurology* 120, no. 4 (1997): 701–722.
4. Daniel P. Buxhoeveden e Manuel F. Casanova, "The Minicolumn Hypothesis in Neuroscience", *Brain* 125, no. 5 (2002): 935–951.
5. Apostolos P. Georgopoulos, Andrew B. Schwartz e Ronald E. Kettner, "Neuronal Population Coding of Movement Direction", *Science* 233, no. 4771 (1986): 1416–1419.
6. Jerry A. Fodor, "Special Sciences (Or: The Disunity of Science as a Working Hypothesis)", *Synthese* 28, no. 2 (1974): 97–115.
7. Erik Hoel, "Agent Above, Atom Below: How Agents Causally Emerge from Their Underlying Microphysics", em *Wandering Towards a Goal*, ed. Anthony Aguirre, Brendan Foster, Zeeya Merali (Cham: Springer, 2018), 63–76.
8. Richard Gallagher e Tim Appenzeller, "Beyond Reductionism", *Science* 284, no. 5411 (1999): 79–79.

9. Jaegwon Kim, *Mind in a Physical World: An Essay on the Mind-Body Problem and Mental Causation* (Cambridge, MA: MIT Press, 1998).
10. Ned Block, "Do Causal Powers Drain Away?", *Philosophy and Phenomenological Research* 67, no. 1 (2003): 133–150.
11. Thomas D. Bontly, "The Supervenience Argument Generalizes", *Philosophical Studies* 109, no. 1 (2002): 75–96.
12. Ismail Zaitoun, Karen M. Downs, Guilherme J. M. Rosa e Hasan Khatib, "Upregulation of Imprinted Genes in Mice: An Insight into the Intensity of Gene Expression and the Evolution of Genomic Imprinting", *Epigenetics* 5, no. 2 (2010): 149–158.
13. Karl Deisseroth, "Optogenetics", *Nature Methods* 8, no. 1 (2011): 26–29.
14. Simone Sarasso et al., "Consciousness and Complexity During Unresponsiveness Induced by Propofol, Xenon, and Ketamine", *Current Biology* 25, no. 23 (2015): 3099–3105.
15. Carlo Rago, Bert Vogelstein e Fred Bunz, "Genetic Knockouts And Knockins In Human Somatic Cells", *Nature Protocols* 2, no. 11 (2007): 2734–2746.
16. Jason Grossman e Fiona J. Mackenzie, "The Randomized Controlled Trial: Gold Standard, or Merely Standard?", *Perspectives in Biology and Medicine* 48, no. 4 (2005): 516–534.
17. Nabil Guelzim, Samuele Bottani, Paul Bourgine e François Képès, "Topological and Causal Structure of the Yeast Transcriptional Regulatory Network." *Nature Genetics* 31, no. 1 (2002): 60–63.
18. Marinka Zitnik, Rok Sosič, Marcus W. Feldman e Jure Leskovec, "Evolution of Resilience in Protein Interactomes Across the Tree of Life", *Proceedings of the National Academy of Sciences* 116, no. 10 (2019): 4426–4433.
19. Judea Pearl, *Causality: Models, Reasoning, and Inference* (Cambridge, UK: Cambridge University Press, 2009).
20. Ibid., 415.
21. Judea Pearl e Dana Mackenzie, *The Book of Why: The New Science of Cause and Effect* (Nova York: Basic Books, 2018).
22. Nancy Cartwright, *The Dappled World: A Study of the Boundaries of Science* (Cambridge, RU: Cambridge University Press, 1999).
23. Murray Gell-Mann, "What Is Complexity?" *Complexity* 1 (1995): 16–19.
24. David Hume, *An Enquiry Concerning Human Understanding*, ed. Jonathan Bennett (2017), 38. Disponível em: https://www.earlymoderntexts.com/assets/pdfs/hume1748.pdf.
25. Ibid.
26. David Lewis, "Causation", *Journal of Philosophy* 70, no. 17 (1974): 556–567.
27. David Lewis, *Philosophical Papers Volume I* (Oxford: Oxford University Press, 1983).
28. Stephen Yablo, "Mental Causation", *Philosophical Review* 101, no. 2 (1992): 245–280.

29. Christian List e Peter Menzies, "Nonreductive Physicalism and the Limits of the Exclusion Principle", *Journal of Philosophy* 106, no. 9 (2009): 475–502.
30. Christian List, "Free Will, Determinism, and the Possibility of Doing Otherwise", *Noûs* 48, no. 1 (2014): 156–178.
31. Christopher Hitchcock, "Probabilistic Causation", em *The Stanford Encyclopedia of Philosophy* (Edição da primavera de 2021). Disponível em: https://plato.stanford.edu/archives/spr2021/entries/causation–probabilistic.
32. Larissa Albantakis, William Marshall, Erik Hoel e Giulio Tononi, "What Caused What? A Quantitative Account of Actual Causation Using Dynamical Causal Networks", *Entropy* 21, no. 5 (2019): 459.
33. Fernando E. Rosas et al., "Reconciling Emergences: An Information-Theoretic Approach to Identify Causal Emergence in Multivariate Data", *PLoS Computational Biology* 16, no. 12 (2020): e1008289.
34. Thomas F. Varley e Erik Hoel, "Emergence as the Conversion of Information: A Unifying Theory", *Philosophical Transactions of the Royal Society A*380, no. 2227 (2022): 20210150.
35. Pedro A. M. Mediano et al., "Greater Than the Parts: A Review of the Information Decomposition Approach to Causal Emergence", *Philosophical Transactions of the Royal Society A*380, no. 2227 (2022): 20210246.
36. Erik P. Hoel, Larissa Albantakis e Giulio Tononi, "Quantifying Causal Emergence Shows That Macro Can Beat Micro", *Proceedings of the National Academy of Sciences* 110, no. 49 (2013): 19790–19795.
37. Erik P. Hoel, Larissa Albantakis, William Marshall e Giulio Tononi, "Can the Macro Beat the Micro? Integrated Information Across Spatiotemporal Scales", *Neuroscience of Consciousness*, no. 1 (2016).
38. Scott Aaronson, "Higher Level Causation Exists (But I Wish It Didn't)", *Shtetl Optimized: The Blog of Scott Aaronson*. Disponível em: https://scottaaronson.blog/?p=3294.
39. Frederick Eberhardt e Lin Lin Lee, "Causal Emergence: When Distortions in a Map Obscure the Territory", *Philosophies* 7 , no. 2 (2022): 30.
40. Renzo Comolatti e Erik Hoel, "Causal Emergence Is Widespread Across Measures of Causation", arXiv preprint 2202.01854 (2022).
41. P. W. Anderson, "More Is Different: Broken Symmetry and the Nature of the Hierarchical Structure of Science", *Science* 177, no. 4047 (1972): 393–396.
42. Steven Strogatz, et al., "Fifty Years of 'More Is Different'", *Nature Reviews Physics* 4, no. 8 (2022): 508–510.
43. Richard W. Hamming, "Error Detecting and Error Correcting Codes", *Bell System Technical Journal* 29, no. 2 (1950): 147–160.
44. Erik Hoel, "When the Map Is Better Than the Territory", *Entropy* 19, no. 5 (2017): 188.

45. Giulio Tononi, Olaf Sporns e Gerald M. Edelman, "Measures of Degeneracy and Redundancy in Biological Networks", *Proceedings of the National Academy of Sciences* 96, no. 6 (1999): 3257–3262.

46. Comolatti e Hoel, "Causal Emergence Is Widespread Across Measures of Causation".

47. Paul C. W. Davies, "Emergent Biological Principles and the Computational Properties of the Universe", arXiv preprint astro-ph/0408014 (2004).

48. David J. Chalmers, "Strong and Weak Emergence", em *The Reemergence of Emergence* (2006), 244–256.

49. Comolatti e Hoel, "Causal Emergence Is Widespread Across Measures of Causation".

50. A. Einstein, "Investigations on the Theory of the Brownian Movement", *Annalen der Physik* 17 (1905): 549.

51. David Colquhoun e A. G. Hawkes, "On the Stochastic Properties of Single Ion Channels", *Proceedings of the Royal Society of London, Series B, Biological Sciences* 211, no. 1183 (1981): 205–235.

52. Stephen Wolfram, "A Class of Models with the Potential to Represent Fundamental Physics", arXiv preprint 2004.08210 (2020).

53. Lee Smolin, *The Trouble with Physics: The Rise of String Theory, the Fall of a Science, and What Comes Next* (Boston: Houghton Mifflin Company, 2007).

54. S. Hossenfelder e T. Palmer, "Rethinking Superdeterminism", *Frontiers in Physics* 8 (2020): 139.

55. David H. Wolpert, "Physical Limits of Inference", *Physica D: Nonlinear Phenomena* 237, no. 9 (2008): 1257–1281.

56. John Conway e Simon Kochen, "The Strong Free Will Theorem", *Notices of the AMS* 56, no. 2 (2009): 226–232.

57. Pearl, *Causality: Models, Reasoning, and Inference*, 420.

58. Ross Griebenow, Brennan Klein e Erik Hoel, "Finding the Right Scale of a Network: Efficient Identification of Causal Emergence Through Spectral Clustering", arXiv preprint 1908.07565 (2019).

59. Brennan Klein e Erik Hoel, "The Emergence of Informative Higher Scales in Complex Networks", *Complexity* 2020 (2020).

60. Brennan Klein et al., "Evolution and Emergence: Higher Order Information Structure in Protein Interactomes Across the Tree of Life", *Integrative Biology* 13, no. 12 (2021): 283–294.

CAPÍTULO 11: O CASO CIENTÍFICO DO LIVRE-ARBÍTRIO

1. A. Will Crescioni et al., "Subjective Correlates and Consequences of Belief in Free Will", *Philosophical Psychology* 29, no. 1 (2016): 41–63.

2. Daniel C. Dennett, *Elbow Room, New Edition: The Varieties of Free Will Worth Wanting* (Cambridge, MA: MIT Press, 2015).
3. Jerry Fodor, "Making Mind Matter More", *Philosophical Topics* 17: 59–80, 77.
4. Erik P. Hoel, Larissa Albantakis e Giulio Tononi, "Quantifying Causal Emergence Shows That Macro Can Beat Micro", *Proceedings of the National Academy of Sciences* 110, no. 49 (2013): 19790–19795.
5. Hans H. Kornhuber e Lüder Deecke, "Hirnpotentialänderungen bei Willkürbewegungen und passiven Bewegungen des Menschen: Bereitschaftspotential und reafferente Potentiale", *Pflüger's Archiv für die Gesamte Physiologie des Menschen und der Tiere* 284, no. 1 (1965): 1–17.
6. Benjamin Libet, "Unconscious Cerebral Initiative and the Role of Conscious Will in Voluntary Action", *Behavioral and Brain Sciences* 8, no. 4 (1985): 529–539.
7. Benjamin Libet, "Do We Have Free Will?", *Journal of Consciousness Studies* 6, no. 8–9 (1999): 47–57.
8. Aaron Schurger, Jacobo D. Sitt e Stanislas Dehaene, "An Accumulator Model for Spontaneous Neural Activity Prior to Self-Initiated Movement", *Proceedings of the National Academy of Sciences* 109, no. 42 (2012): E2904–E2913.
9. Galen Strawson, "The Impossibility of Moral Responsibility", *Philosophical Studies: An International Journal for Philosophy in the Analytic Tradition* 75, no. 1/2 (1994): 5–24.
10. Larissa Albantakis, Francesco Massari, Maggie Beheler-Amass e Giulio Tononi. "A Macro Agent and Its Actions", em *Top-Down Causation and Emergence* (Cham: Springer, 2021), 135–155.
11. Peter Van Inwagen, *An Essay on Free Will* (Oxford: Clarendon Press, 1983).
12. *The Consolation of Philosophy of Boethius*, tradução de H. R. James. Disponível em: https://www.gutenberg.org/files/14328/14328.txt.
13. Stephen Wolfram, *A New Kind of Science* (Champaign, IL: Wolfram Media, 2002), 739–741. Disponível em: https://www.wolframscience.com/nks/.
14. Richard Taylor, "Fatalism", *Philosophical Review* 71 (1962): 56–66.
15. John T. Saunders, "Fatalism and the Logic of 'Ability'", *Analysis* 24, no. 1 (1963): 24–24.
16. David F. Wallace, *Fate, Time, and Language* (Nova York: Columbia University Press, 2011).

Índice

R

S

T

U

V

W

Sobre o Autor

Erik Hoel é um dos nomes da ciência na lista da *Forbes* chamada 30 Under 30 e também membro da New York City Emerging Writers Fellowship. Seus escritos já apareceram na revista literária *The Atlantic*, e seus trabalhos de não ficção foram considerados notáveis pela série Best American Essays. Hoel obteve seu PhD em neurociência pela University of Wisconsin–Madison, foi pesquisador de pós-doutorado na Columbia University, visitante acadêmico no Institute for Advanced Study em Princeton e professor pesquisador na Tufts University. Cresceu na The Jabberwocky, livraria independente da mãe, tornando-se escritor e amante dos livros de forma vitalícia. Seu primeiro romance, *The Revelations*, foi publicado em 2021, e no momento o autor administra uma famosa newsletter na plataforma Substack, cujo nome é *The Intrinsic Perspective*. Vive em Cape Cod, no estado de Massachusetts.

Este livro foi impresso nas oficinas gráficas da Editora Vozes Ltda.,
Rua Frei Luís, 100 – Petrópolis, RJ.